森田療法で読む

強迫性障害

その理解と治し方

北西憲二・久保田幹子・井出 恵・川上正憲・黒木俊秀・畔柳園子・舘野 歩
立松一徳・中尾智博・中村 敬・橋本和幸・樋之口潤一郎・明念倫子

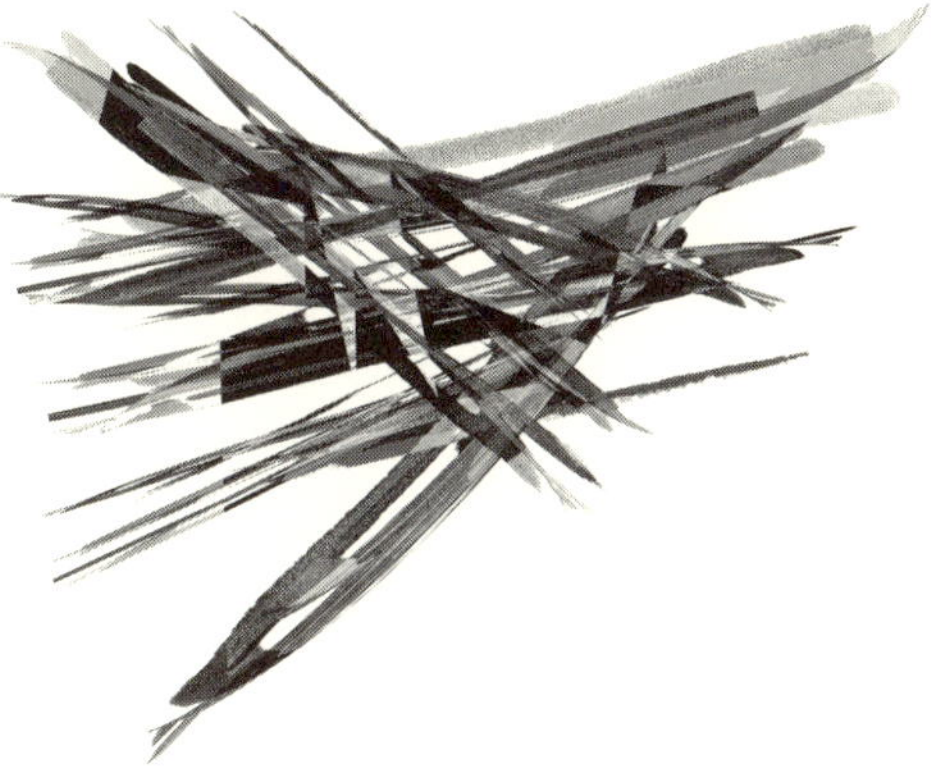

白揚社

はじめに

現代社会の病理の一つは強迫であるといっても過言ではないだろう。本書はその病理の表れである強迫性障害について解説したものである。『森田療法で読む～』シリーズの四冊目となる。

本書の構成は、第一部、第二部からなる。第一部「森田療法で読む『強迫性障害』」は総説で、理論編である。ここで読者は、森田療法の視点から見た「現代社会の『強迫』の病理」や「強迫性障害の病理と治療選択」で、その多様性とそれに見合った治療戦略を知ることができる。「強迫性障害の生物学的側面」では、強迫性障害での脳の機能障害や薬物療法について説明し、それらを踏まえて森田療法の治療的意味について述べている。「森田療法と認知行動療法」では、今や世界的スタンダードとなった認知行動療法との比較から森田療法の特徴が浮かび上がってくる。

強迫という現象が今まで以上に広い視野から見直されており、強迫スペクトラム（連続体）として理解されようとしている。そのような病態のすべてとは言わないが、多くのものに森田療法の知恵が役に立つに違いないと考えている。

第二部はいわば実践編で、入院森田療法と外来森田療法でのさまざまな強迫性障害やその関連の事例が述べられており、また最後に自助グループの役割についても報告する。まず第二部の治療の実践とその解説を読んでから第一部を読んだ方が、読者の理解は深まるかもしれない。

ここで、私なりの強迫性障害の理解とそこへの森田療法の介入について述べてみたい。本書を読むにあたって参照してもらえれば幸いである。

一つは、森田療法の人間理解とその介入法は自然論からなっていることである。そのような意味では、強迫性障害の人たちは反自然的な生き方をしており、それゆえ行き詰まり、悪循環の渦に巻き込まれてしまった、と考えられる。

反自然的な生き方は頭でっかちな不安定な生き方である。そこでは自己意識（あるいは「かくあるべし」という思考のあり方）が肥大し、ぴりぴりと緊張している。逆に、自然な身体的な感性、感覚、感情、そして素直な生きる欲望が小さくなり、あるいは影を潜めている。いわば逆三角形の自己のあり方を示している。このあり方は不安定で、外界の刺激に対して自己の存在そのものが、なかでも感情が揺れやすく、それにとらわれやすい。そしてそのような感情を抱え込み、持ちこたえることができないために、なんとか取り除こうと汲々とする。悪循環である。それがまた自分自身を不安定にしてしまう。

強迫的な人は待てない人である。気になったことに、悩んでいる本人も家族も音を上げるほどしつこくこだわり、打ち消そうとする。その根っこに、何をしてもこれでよいのだという安全感、安心感を持ちにくい自己のあり方がある。

森田療法では、それをより自然な、安定した自己のあり方へと転換することを目指す。それが神経質の陶冶《とうや》である。そのためには、肥大した自己意識を削り、小さくなった自然な感性、感情（不快な感情も含めて）、生きる欲望に気づかせ、治療者と一緒に育てていく作業が必要となる。

その作業では、①ありのままに感情を経験し、生きる欲望を発見し、それを日常生活で実践する、②しつこいこだわりを、生活場面の自分を活かす方向に向ける、ことが必要である。それとともに、すべてを「思うがままにしたい」というコントロール欲求（「かくあるべき」思考）をゆるめ、あきらめ、受け入れていくことがポイントとなろう。

事例の報告を読んでもらえればわかるように、治療者の介入は森田療法の知恵、東洋的人間理解に裏付けられたものである。また治るということは、症状のなかったときに戻ることではない。そこには必ず成長、生き方の転換ということが必要となる。それを見逃してはならないと思う。森田療法は優れて成長、成熟促進的な精神療法である。

本書が強迫性障害のみならず、広い意味での強迫（こだわり）で悩む人たちやその家族の回復へのヒントとなり、広くメンタルヘルス領域で活動している人たちにとっても森田療法の知恵が役に立てばと、筆者一同願っている。

北西憲二

森田療法で読む強迫性障害　目次

Ⅱ 「強迫性障害」からの回復——その治療戦略をめぐって

I　森田療法で読む「強迫性障害」

1　現代社会と「強迫」の病理

シリーズ《森田療法で読む〜》では、これまで〈パニック障害〉、〈うつ〉、〈社会不安障害とひきこもり〉を取り上げてきたが、この第4弾では〈強迫性障害〉を取り上げることにした。まず最初に強迫の病理を概観するにあたり、ここでは医学的診断である強迫性障害に限定せず、広く強迫という現象と現代社会について述べることにしよう。それを通して、今日の社会に知らず知らず蔓延している強迫の精神病理について警鐘を鳴らすとともに、その解決法としての森田療法の基本的考え方を示すことにしたい。

私はこのシリーズで、現代社会では不安や抑うつがあまりに医療化され、つまり苦悩が脳の機能とそれに対応する薬物療法という医学モデルのみで理解され、そこでは悩む人たちの人生と回復のプロセスが等閑視されていると指摘してきた。まず繰り返しになるのをいとわずにこの問題を取り上げて、そこから現代社会における森田療法の必要性と今日性を浮かび上がらせるようにしよう。

◆不安障害の薬物療法——SSRIの登場とそれに対する批判をめぐって

アメリカでロングセラーとして多くの読者を獲得したピーター・D・クレイマーの『驚異の脳内薬品 鬱に勝つ「超」特効薬』〔堀たほ子訳 同朋舎 原題は *Listening to Prozac*(プロザックに傾聴)〕と、それに対するアメリカの生命倫理委員会の批判をまず取り上げよう。クレイマーはプロザックの効果について次のように述べる。

プロザックは、いつもおずおずしている人に自信を与え、感じやすい人を大胆にし、内向的な人にセールスマンのような社交術を教えるかに思えた。……私の患者たちは、自己について何ごとかをプロザックに教えられたと口をそろえて言う。……精神科医は二つの方向に引っ張られる。一つは疾病の範囲を広げて、患者の性格特性をそこに含める方向、他は、たぶん病気にかかっていない状態であっても、個性に影響を与えうる医薬を発見したと公言する方向である。やっと今、躁と鬱の連続体だけに限定せず、強迫性障害とヒステリー症の連続体と呼べそうなものにも医師の影響力を及ぼせないかと、医師たちが考えだした。どちらに向かうにせよ、私たちは〈医薬による個性の実現〉に向かってじりじりと進んでいる。

つまり、プロザックは気分障害の治療のみならず、強迫的な人たち（完全主義者）から拒絶＝過敏症の人たち（喪失や拒絶に対して極度に過敏な人たち）まで変えることができるとクレイマーは主張する。彼の言う拒絶＝過敏症とはパーソナリティの特徴であり、それらを変化させることは美容精神薬理学の新しい方向であるという。拒絶＝過敏症は要するに繊細で傷つきやすい人と考えてよいだろう。私は森田療法の対象を「我執の病理」と捉え直し、そこにいわゆる完全主義者から繊細だが自己中心的な人たちを含めたが、クレイマーの対象と森田療法の対象はそのまま重なることになる。これらのスペクトルは通常精神療法（心理療法）の対象と考えられていたものである。

クレイマーはプロザックを「性格を変える薬」であるとし、競争の激しいアメリカのビジネス社会で成功の源となる「気分高揚」をもたらすと述べる。プロザックを服用することで社会的成功を手に入れたある患者は、薬をやめて8ヶ月後に「自分が自分じゃないみたいです」と言ったという。自信喪失や傷つきやすい心を少しでも感じると、もう自分ではないように思うとその患者は言った。「気分明朗剤（mood brighteners）」と呼ぶこともでき、情動耐性を増すことができるのだそうだ。さらに、「気質を変えるプロザックの力はある種の社会的順応性、この場合、男性的資本主義の価値観で左右される順応性を助長しているのか。感情調整薬は、トラウマによって押さえこまれてきた女性の感情を解放するという意味で、フェミニストの薬である」と主張する。つまり病を治療するという枠組みを超え、通常は病と見なされない、あるいはその周辺群の気質、性格、気分を薬物で変えることによって社会での適応を手に入れられるようにしようとする、その手段がプロザックである。これらは増進的介入（enhancement）といわれ、通常の医学的介入である治療（treatment, cure）に対比される。

島薗進によれば、１９９０年代以降次第に重要性を増してきた生命倫理の問題に、増進的介入の是非と限界をめぐる論議がある。アメリカでは２００３年にブッシュ大統領のもと、生命倫理委員会（委員長レオン・カス）が「治療を超えて」と題した報告書を公にし、この問題に正面から取り組んでいった。そこでは、治療を超えたバイオテクノロジーの利用は幸福の追求に役立つのかという問いかけがなされ、増進的介入として、①より望ましい子供（生み分けや子供の振る舞いの改良）、②優れたパフォーマンス（バイオテクノロジーによる筋肉増強など）、③不老の身体、④幸せな魂（記憶と気分の操作）に分けて論じられている。

この増進的介入の気分操作について、論理的立場からの批判を見てみよう。それらは六つの点から論じられている。

①ＳＳＲＩによって得られた幸福は、本当に自分自身のものであるのか。
②心の痛みをなくそうとする試みは、苦しむべきときには苦しむ能力を失わせ、愛の深さからも遠ざけてしまう危険がある。
③私たちは精神的苦痛から自己改革、向上への意欲が湧くのだが、ＳＳＲＩは不幸や惨事の経験から学ぶ能力や、他者の苦境に共感する能力を失わせてしまう。
④自己理解を医療化する危険性、つまり典型的に人間的であると見なされてきた気質が医療化され、病の領域の拡大傾向と病の原因についての還元主義的な考え方が強まってくる。
⑤活動がなければ幸福もないし、薬瓶から生み出された孤立した喜び、満足、気分の明るさは幸福の貧しい代用品にすぎないのではないか。
⑥ＳＳＲＩのもたらす危険は、個人がもっぱら自分自身の心の状態に関心を向けるようになり、また自分の価値が他者の目や競争社会での成功だけで測られる、いわば「気分明朗社会」をもたらす危険性である。

島薗は、自己の彼方から訪れる生命の恵みの感受力は痛みの経験と切り離しがたく、また痛みを免れがたいことの経験は、他者の痛みや苦難に対する慈悲共感の念を育てると指摘する。そしてプロザックなどのＳＳＲＩの使用の是非、とくに増進的介入に基づく使用は慎重に検討されるべきであるという。

ここまで読み進まれた読者は、このような社会をどのように感じるだろうか。産み分けられ、その立ち居振る舞いまでデザインされる子供たち、あらゆる手段によって人の目を引こうとするパフォーマンス、アンチエイジングという不老への飽くなき願い、常にハッピーな気分を求めること――これらは現代社会の強迫の病理そのものと私は考えている。

さらに、不安障害や気分障害は、人生の危機に生じる苦悩とつながっているだけに、その領域が拡大しやすい傾向にある。森岡正博がその著書『無痛文明論』（トランスビュー）で指摘するように、私たちの社会でも生きることに伴って感じる苦悩・つらさを注意深く遠ざけ、快に満ちあふれた社会を築いていくなかで、人々はかえって喜びを見失い、生きる意味を忘却してしまうのではないか。そして社交的であること、自己主張的であること、さらには成功することが私たちの社会の重要な価値として定着したとき、はたしてどのようなことが起こるのだろうか。そのような社会では、今まで自分なりに受け入れようとしてきた不安、落ち込み、さらには内気、繊細さ、他者配慮性、完全主義的傾向、こだわりなどの性格特性がマイナスなものとして浮かび上がり、それらもまた薬物療法（ＳＳＲＩ）の対象になるのであろうか。自分自身も不安や落ち込みを経験しているからこそ、人間的な深い悲しみ、苦悩、そしてそれらを通した他者への共感、愛を感じることができるのではないのか。

また私は、私たちの自助的な努力、さらにはその背後にあると考えられる自然治癒力を尊重し信頼することが、病からの回復を図る最も重要な視点であると考えている。治療者や悩む人たちが苦悩をすべて完全に取り除きたがる万能コントロール欲求は、自助的努力や自然治癒力を軽視することと結びつきやすいだろう。そして症状をより完全に取り除くために、治療者や悩む人たち、さらには現代社会全体が、持続的に大量の薬物を投与する療法に頼ってしまう危険性もあるだろう。

このように、生きていくうえで逃れようのない苦悩を避け、若さを追い求めて老いることを恐れ、病とそれに伴う苦悩を忌み嫌う社会の根底には、すべてを自分の「思うがままにしたい」という時代の病理が存在する。それが現代社会における強迫の病理なのだが、その特徴と解決への道をさらに検討してみよう。

◆東洋の叡智による我執の理解・解決法

東洋では、私たちの苦しみや葛藤をどのように理解してきただろうか。仏教では、我執とその解決が中心的課題として論じられてきた。我執とは何か。広辞苑には、①本来実体のない自我を実体視して執着すること、②自分だけの小さい考えにとらわれて離れられないこと、我を張り通すこと、とある。ここで見て取れるように、我と我執という言葉にはすでに仏教から生じたある理解が存在する。

仏教はキリスト教と異なり、奇跡を行わず、人間の内省による気づきを重視した。創始者ブッダの悩む人に対する態度を示すエピソードを紹介して、簡単に仏教の思想に触れてみよう。

シュラーヴァスティーの商家の嫁であったクリシャー・ガウタミーは突然、後継ぎの男の子を亡くしてしまった。彼女は死んだ子を抱いて歩きまわり、会う人ごとに薬をせがんだ。人々は「死んだ子に飲ませる薬があろうか」とあざけったが、気が狂った彼女を憐れんだある人が、たまたま近くに来ていたブッダのところへ行くようにと教えてやった。ブッダに近づき、また薬をせがむ彼女に向かってブッダは、「町へ行き、だれも死んだことのない家からカラシ種をもらってくるがよい。そうしたらその子を生き返らせてあげよう」という。クリシャー・ガウタミーは死者を葬ったことのない家を探してまわるが、そういう家を見つけることができない。そうしているうちに彼女は、無常ということは、神々さえも免れることのできない、世の定めであることにおのずから気づいた。ブッダのもとに戻った彼女は出家を申し出て許され、修行に専念し、後に解脱して聖者となった。（中村元『原始仏教　その思想と生活』ＮＨＫブックス）

つまりブッダは苦というものを生・老・病・死という人間の本質においてとらえ、生きることの本質としての無常を示し、人々がその心理に気づくのを待った。これは、私たちが何か大切なものを失ったときの喪失体験に対する東洋の叡智からの回答を示している。このこと自体が精神療法的というか、東洋における問題解決法の一つの典型を物語っている。

では、ブッダの教えとはどのようなもので、それと森田療法とはどのような関係にあるのだろうか。

ブッダのいう苦とは、生まれること・老いること・病むこと・死ぬことの四苦である。また、憎らしい者に会う苦悩、愛しい者と別れる苦悩、欲しいものが手に入らない苦悩、精神的なあらゆる苦悩、これらを合わせて四苦八苦という。そしてこれらの苦の原因として渇愛が挙げられる。渇愛とは私たちがもつ自己中心的な愛であり、限りない欲望である。この渇愛が我執である。細かな論議は省くが、このような肥大した欲望、我執が私たちの苦悩を生むと原始仏教では考えていた。また苦の原因として、限りない自己中心的な欲望である渇愛とともに、無明（根本的な無知）であることが苦の最終的な原因ともされている。

そしてこのような愛と欲望がもたらす苦悩からの解決は、この愛や欲望から自由になることであるとする。具体的には正しい見解・正しい思惟・正しい言葉づかい、正しい行為・正しい生活・正しい精進・正しい自覚（正念）・正しい瞑想（正定）の八正道《はっしょうどう》を行うことで、それらは一括して中道と呼ばれる。中道とは、低級な世間的な快楽に身を任せることと、逆に苦しみにみちた苦行に没頭すること、という二つの極端を避けて八正道に専念することを意味する。つまり苦悩を知り、そこから逃げることなく日常の生活を生きることによって、私たちの苦悩は解決されるというのである。ここで挙げられている八正道は、東洋で展開される悩みの解決法の原型を示しており、森田療法もこの枠組みから理解することができる。では、強迫につながる我に執着した生き方はどのように理解されるだろうか。

◆所有の病理

フロムの「持つ様式」と「ある様式」

人間の基本的な苦しみを欲望と結びつけて考えるのは、古今東西を問わず、普遍的に見られることである。生きることの様式から私たちの苦悩を理解した人は多いが、その一人としてエーリッヒ・フロムを挙げることができる。精神分析学派の一つである新フロイト派のフロムは、現代人の性格的方向づけとして二つの存在様式、「持つ様式」と「ある様式」を挙げ、それを社会心理学的に分析している（『生きるということ』佐野哲郎訳　紀伊國屋書店）。それは自分と世界に対する二つの異なった種類の方向づけであり、また、そのどちらが支配するかによって人の思考、感情、行動の総体が決定されるような、二つの異なった種類の性格構造である。

まず、「持つ存在様式」においては、世界に対するわたくしの関係は所有し占有する関係であって、わたくしが自分自身を含むすべての人、すべてのものをわたくしの財産とすることを欲するという関係である。まさに我執の世界であり、所有が優先されるような世界と自分のあり方である。

一方、「ある存在様式」は、持つことと対照をなし、人やものの本来の性質や真の現実を示すものであるとする。そして「あること」とは、過程や能動性、あるいは運動、変化を意味する。すなわち〈あること〉は〈なること〉である。フロムは言う。存在し、愛し、憎み、苦しむ人間の現実から出発すれば、あることはみな同時になることであり、変化することである。生きている構造は、なるときにのみありうる。それらは変化するときにのみ存在しうる。変化と成長は、生命の過程に内在する特質である。

そしてフロムによれば、このような生命を実体としてではなく過程としてとらえるヘラクレイトスやヘーゲルの考えは、東洋世界においてはブッダの哲学の中に見いだされる。すでに述べたように、元来実体でないこと、変化するものを所有できることとして欲望するのが我執、渇愛であり、それを知らないことが無明である。そして、それが私たちの苦の原因であると仏教思想は教えている。フロムはブッダの教え、先に挙げた中道を次のように理解している。

①わたくしたちが苦しんでいて、しかもそのことに気づいている。
②わたくしたちが不幸の原因を認めている。
③不幸を克服する方法があることをわたくしたちが認めている。
④不幸を克服するためには、生きるためのある種の規範に従い、現在の生活慣習を変えなければならないことを、わたくしたちが容認している。

精神分析家がこのように理解しているというのは驚きである。西欧の近代社会、産業革命以来の資本主義を特徴づけるものは、持つこと、持つ様式の優位である。つまり所有の優位であり、それをめぐる人々の欲望と現実、あるいは自然との衝突である。しかし一方ではフロムに見られるように、そのような社会のあり方を鋭く批判し、そこからの脱却を願う人たちもいる。

そしてここでフロムの言うブッダの教えは、森田療法の問題解決法そのものにほかならない。

所有の病理と強迫

さて、このような「持つ様式」の優位を強迫という観点から明らかにしたのが、アメリカの精神分析医レオン・サルズマンである。彼は、現代人の病理として強迫を挙げた。それは「人間に本質的な無力さ、頼りなさに対処するため、自分自身の肉体へのコントロールとそして自分のまわりの物理的世界へのコントロールに頼ろうとする」（『強迫パーソナリティ』成田善弘他訳 みすず書房）ことだという。つまり、私たちの持つ不完全さ、あいまいさ、無力、人間としての限界など、人にまつわる自然な弱さに対して、それが認められず完全であろうとするような完全主義者のあり方を強迫的と呼んだ。頭でっかちで、自己の肥大した欲望と思考で自己と世界のすべてをコントロールしようとする突出した欲望や、それに裏付けられた思考が万能であるというようなあり方である。これが「所有の病理」で、我執の典型的なあり方の一つである。

この完全主義は、現代社会に蔓延している時代の病理であるといっても差し支えない。すでに述べたように、私たちが豊かになり、情報が行き渡れば渡るほど、不確実な自分と世界をコントロールし、安全で確実なものにしたいという欲望が強くなる。ところが、この欲望は逆説的である。あまりに完全さを求めると不完全となり、潔癖でありたいと思えば不潔となる。つまり過剰に完全さ、安全さなどを求めれば容易に行き詰まり、望んだのと逆の結果になる。皮肉な逆説である。森田療法の理論とその治療は、我執のこの強迫的な側面をめぐって展開しているのである。

◆森田療法と東洋的人間学

原始仏教では、苦しみを「自己の欲するがままにならないこと」、「自己の希望に副《そ》わぬこと」と理解する。私たちは自己の身体や心や事物をすべてわがものであると考え、自分の思い通りにしようとするから苦しみが生じてくる。つまり、欲望が苦悩や恐怖を生むと原始仏教では考えるのである。そして欲望を否定することによって、苦悩からの解放を考える。

森田正馬も東洋的人間学の伝統を踏まえて、欲望が恐怖を生むと考えている。欲望と恐怖という概念を使って神経症を、そして人間一般の苦悩を説明しようと試みるのである。そして、生の欲望には死の恐怖が含まれており、この欲望と恐怖（苦悩）の調和が重要であると考えた。また森田は、欲望も恐怖も自然な現象と見、私たちの苦しみのもとを自然と思想との対立と見た。ここで森田のいう自然とは、

①本来その人がもつ体の感覚や感じ方
②生きていくうえで必要な種々の人間的欲望、その基本は生の欲望、つまり生きることに関する欲望
③私たちが感じる一般的情動または恐怖などの苦痛な感情
④精神の活動一般

である。

そして思想とは、この自然という存在に対立し、言語を媒介とした思想で「思うがまま」に支配しようとする、自己に執着する態度である。

この思想（人為）は、

①自己と世界を「われの所有である」と考えること（自分の思うままに自己の感情や他人をコントロールしたいという欲望）
②それに基づいて組み立てられた論理（かくあるべしだと自分や他者に要求する自己中心的な考え方）
③肥大化した自我の意識（自意識過剰、世界が自分中心にまわっていると考えること）

④言語によって裏付けられた論理の優位と身体性（あるいは感情）の劣位（頭でっかちで自分中心に組み立てられた考えや行動パターン）

などで特徴づけられる。

これが反自然的な突出した欲望のあり方であり、我執である。まさに所有の病理であり、アメリカの倫理委員会委員長レオン・カスが鋭く批判した現代人の強迫の病理そのものでもある（『治療を超えて』倉持武監訳　青木書店）。森田はこれを「思想の矛盾」と呼んだ。

さて、このような思想（人為）に裏付けられ肥大した欲望は、言語を道具として私たちの世界に観念的に、自分の「思うがまま」に関わろうとする。つまり頭でっかちで、自分中心に組み立てられた考えですべてをコントロールしようとする、すべてをわがものにしようとする、これが思想の矛盾を招く。

したがって森田療法では、思想の矛盾で示される生き方そのものを取り上げていく。つまり現代社会の強迫の病理を取り上げ、その修正を目指すのである。ここに森田療法の今日性があると考えられる。それは、論理（ロゴス）で混沌とした世界をコントロールすることではない。それは私たちに内在する自然を見いだし、それを受け止め、自然な回復力に身を任すことである。そこでは肥大化した自分の欲望の行き詰まりを知り、修正することが重要となる。これがなされてはじめて、流動する自分の自然な感情を受け止め、そのままに体験できるようになる。そして自分の頭でっかちな欲望を知り、それを修正するとともに自然な生き方を見つけていけるようになる。つまり、その人の生きることが本来的な姿を見いだしたことになる。

◆東洋的自然論と無我論――おのずからなるもの

ここまで、我執が私たちの悩みの根元であり、そのあり方への内省と修正こそが悩みを解決する役に立つと指摘してきた。私たちの悩みは自己愛的な欲望ゆえであり、その解決なしに心の平安はないと考える。したがって、私たちはこの自己愛的欲望にとらわれたあり方を厳しく問い、新しい自己の生き方を模索する必要がある。

それとともに、森田療法の治療論には日本における自然論が色濃く反映しており、それが自然治癒力の信頼などの反強迫的な考え方となって、森田療法の特徴をもっとも直接的に浮かび上がらせている。

相良亨はこの日本的なものを「おのずから」という概念で捉え直し、従来自然はおもに「おのずからな」、「おのずからに」という形容詞・副詞として用いられてきたものであり、「おのずから」という意味内容をもつものであるとする（『日本の思想』ぺりかん社）。そして日本でいう自然が意味する内容は、西欧の nature あるいは中国における自然ともやや異なった特徴をもつ。西欧の nature はものごとの本質あるいは本性を意味し、中国のそれは「他者からのはたらきは認められず、それ自身のもとからの変わることのない同一性が保持されている状態」あるいは万物のあり方、全体の正しい連関、あるべき正しいあり方とされる。これはどちらかというと、客観的なものごとの本質を問う理解の仕方である。「おのずから」とは、広辞苑によると、①もとからもっているもの、ありのままのもの、②もとからもっているものの（あり方の）ままに、ひとりでに、自然に、おのずと、という意味である。

しかし相良が指摘するように、日本では「おのずから」としての自然を見るときには、西欧的な自然つまりものごとの本質、あるいは中国でいう秩序のような意味内容が含まれていない。ただ「おのずからなる」という自発的な生成の意味を中核としていることに注目すべきであろう。それは知的な解釈でなく、それをそのまま受け取り、それになりきるようなあり方であろう。

そして無私、無我になるとき、「おのずからなるもの」が出現し、みずからの行為が現れてくる。それが私たちの本来の心であり、自然で固有の生を生きることである。相良は、私と無私たらんとする心の対立を、日本人のこころの根源的対立と理解した。これは森田の言う「思想の矛盾」そのものであり、明治以来とくに顕著になったこころの葛藤の基本を示している。近代的自己意識が芽生えてくると「私」に執着し、容易に自己を捨て去れないようになった。夏目漱石の「則天去私」とは、彼がいかに我執に悩み、その悩みの解決として私を捨て、天つまり自然に従えばよいと気づいたことを物語っている。

近代日本の悩む人の基本がここに示されている。私を意識し、その欲望を意識し、それに執着する人たちが鋭く自己のあり方に悩み、その解決に東洋的人間学の知恵を求めたのである。

日本における思想の基層と関連するこの問題に「おのずから」と「みずから」というキー概念を駆使して迫ろうとしたのが、竹内整一である。彼はまず高村光太郎の詩の分析から、「自然の〈おのずから〉を生きることにおいてこそ、〈たった一つの生（いのち）〉としての〈みずから〉を〈独り立ちさせ〉ることができるのである」（『「おのずから」と「みずから」日本思想の基層』春秋社）と指摘した。そして「日本語では〈おのずから〉と〈みずから〉とは、ともに〈自（か）ら〉であり、そこには〈おのずから〉成ったことと、〈みずから〉為したこととが別事ではないという理解がどこかで働いている」と述べている。

さて、この理解は森田療法においてもきわめて重要である。それは精神における「おのずから」なるものを生きることによって、私たちが「みずから」固有の生を生きることができるという考え方である。たしかに生命現象には、私たちが「みずから」主体的に生きるとともに、私たちは自然という「おのずから」なるものに生かされているというという重要な側面をもつ。これは仏教でいう他力という考えにもつながるものである。それは結局裏腹な現象で、生きるとともに生かされるという生命現象に私たちの生は規定されている。私たちのもつ「おのずから」なるものに委ねることは回復への能力、自然治癒力の信頼につながっていき、これが強迫の病理に対する森田療法の基本的解決法ともなる。

このような発想に基づく森田療法には、西欧で発展してきた精神療法での人間理解、さらに具体的にいえば感情理解とは異なった点が数多く見いだせる。それを一言で言えば、西欧での精神療法はすべて、この苦悩の軽減を目指している。苦悩をコントロールすること、そして軽減すること、つまり苦悩との戦いという側面をもつ。それに対し森田療法では、発想を一八〇度ひっくり返す。苦悩を引き受け、受け入れる、共にいること、そして苦悩と戦わないことを目指すのである。そして私たちの人生における生老病死をそのまま引き受け、人間を限界のある不完全なものとして受け入れることから、今ここでの生を生きることができると考えるのである。私はこの発想自体がいわば反強迫的であり、あらゆることを思いどおりにしようとして強迫の罠にかかっている現代人に対する最良の処方であると考えている。

［北西憲二］

2 強迫性障害の病理と治療選択

この項ではまず強迫性障害の精神病理について、主だった理論から最近の知見までを通覧しておく。次いで森田療法の観点から治療選択の指針について整理することにしたい。

◆強迫の精神病理

強迫神経症から強迫性障害へ

強迫神経症について初めて理論的な考察を加えたのはフロイトである。フロイトは、この病態が初期のサディズム的肛門期に退行したリビドー（本能衝動）の要求に対する、反動形成、分離、取り消しなどの機制を用いた自我の防衛であり、症状には自我の禁止とともに代償的満足の意味が認められるとした。つまり強迫神経症の病因としてサディズム的（攻撃的）な衝動を重視したのである。

他方、近代精神医学の父といわれるクレペリンはフロイトのように攻撃的衝動を過大評価せず、「少なくとも強迫神経症の圧倒的大多数では、全然実際の強迫衝動でなく、単に、自分は恐れ忌避している行為をいつか犯すかもしれないという、患者の恐怖がかかわっているだけだ」と述べたのだった。

森田正馬は、強迫観念の心理機制を次のように説明した。たとえば、ふとした拍子に赤ん坊をうっかり踏み殺してしまわないかという考えがよぎったとする。このような考えはそうあってはならないという拮抗心から恐怖をもたらし（精神拮抗作用）、過敏な人では注意と感覚の悪循環からその考えが増強する（精神交互作用）。とくに、「かくあるべき」という心理的構えの強い神経質性格の人は、そのような恐ろしいことを考えてはならないとして意識から排除しようと努める結果、かえってその考えにとらわれ（思想の矛盾）、強迫観念（症）に発展する。ちなみに森田は、このような機制で生じる強迫観念と強迫行為をはっきり区別し、「強迫行為は精神葛藤の苦痛を殆《ほとん》ど伴わない衝動性のもの」で、神経質とは異なる意志薄弱性素質に由来するものだとした。森田の見解は、強迫観念の成立に際して（踏み殺そうとするような）攻撃衝動に病因的な意義を認めず、そのような考えに対する恐怖を主たる要因と見なした点でクレペリンの考えに近い。他方、意志薄弱者の強迫行為については衝動充足的な側面を認めた点で、部分的にはフロイトの観点にも通底している。

そのほか、フランスの精神医学者であるピエール・ジャネは強迫観念や強迫衝動を精神衰弱(psychasthenie)の部分症状として位置づけた。ジャネによれば、強迫現象は心理的緊張が低下し現実機能が減弱した結果、過剰になった心理的力によって、より低級な行動が発現したものだという。

さて1980年に米国精神医学会が公表した、精神疾患の診断・統計マニュアル第3版(DSM-Ⅲ)では、病気の原因に関する仮説に依拠せず、症状と経過のみから操作的(機械的)に診断するという方法を採用した。こうした診断理念のもと、強迫神経症は強迫性障害という呼称に変更されたのだった。それでもDSM-Ⅲでは強迫性障害の診断名に「いわゆる強迫神経症」という但し書きが付けられ、症状の自我異質性(意志に逆らって繰り返し意識の中に侵入してくること)、非合理性の洞察(ばかばかしい、あるいは過剰であるという認識)、症状への抵抗性(強迫的な考えや衝動を抑え込もうとする姿勢)といった神経症的特徴が診断基準に明示されていた。しかし1987年のDSM-Ⅲ改訂版(DSM-Ⅲ-R)では、こうした神経症的特徴の記述がなくなった上、診断の優先順位が廃止されて複数の診断の共存が大幅に許容されたことによって、強迫性障害と大うつ病など他の障害との境界は不鮮明なものになった。

1994年に発表されたDSM-Ⅳでは強迫症状について、過剰、非合理性の認識という条件が緩められた結果、強迫性障害という診断にこれまで以上に多様な病態が含まれることになった。こうした方向への改変は2013年に刊行されたDSM-5においてさらに徹底され、強迫症（強迫性障害）の診断基準から不合理性の認識に関する項目が削除された。代わりに付帯条項として、病識が十分または概《おおむ》ね十分、不十分、病識が欠如した・妄想的な信念を伴う、といった区別が設けられている。

なお、本項末にDSM-5による強迫性障害の診断基準を示した。この定義では、強迫行為は強迫観念に対応した防御的行為か厳密な決まりに基づく行為に限定されており、また不安や苦痛を予防するなどの目的性が明示されている。したがって、過食や病的賭博のような衝動行為は、その行動から快楽が引き出されるという点で強迫行為とは異なるものとされる。またチックは、強迫観念を中和しようとする目的志向がない点で強迫行為と区別される。ただし、実際にはこれらの衝動行為やチックは、後に述べるように一部の強迫性障害と密接な関わりを有している。

◆強迫性障害に共存する精神障害

強迫性障害という診断概念が神経症から切り離され、操作的診断方法が浸透するにつれて、強迫性障害と他の様々な精神障害との共存が少なくないことが報告されるようになった。例えばラスムッセンとアイゼンは、原発性の強迫性障害100例に、大うつ病31％、特定の恐怖症22％、社会恐怖18％、パニック障害12％が共存したと報告している。また強迫性障害の約20％が複数のチック症状を有し、トゥレット障害も5〜10％に上ったといわれる。さらに強迫性障害と統合失調症の共存は4％、他の妄想性障害は2％と報告されている。[1]

こうした共存障害の研究と相まって、強迫性障害に類似した反復的観念あるいは反復的行為を呈し、強迫性障害との近縁性が想定されるいくつかの病態を「強迫スペクトラム障害」として一括りにする観点が注目されるようになった。強迫スペクトラム障害に含まれる病態は、身体醜形障害や心気症などの身体表現性障害、離人症、摂食障害、衝動制御障害（抜毛症、病的賭博、強迫的買物、強迫的性行動）、神経学的障害（トゥレット障害、シデナム舞踏病、パーキンソン症候群、てんかん、自閉症）などである。強迫スペクトラム障害を身体的外観や感覚へのとらわれ、神経学的障害、衝動（制御）障害という三つのグループに分類することも提唱されている。強迫スペクトラム障害の考え方はＤＳＭ－５に取り入れられ、強迫症（強迫性障害）関連症候群として、醜形恐怖症、ためこみ症、抜毛症、皮膚むしり症などが挙げられている。

強迫性障害のサブタイプ

薬物や精神療法への反応性を見ても、強迫性障害は必ずしも均質なグループではないことが推測される。強迫性障害に共存する精神障害についての研究や強迫スペクトラム障害の提唱にも触発されて、強迫性障害にいくつかのサブタイプ（亜型）を区別しようとする議論も活発になってきた。たとえばピゴットらは、強迫性障害を以下の三つのサブタイプに分類している。①危険に対する評価の変異した群＝不安や疑惑とそれを打ち消すための反復的行為を特徴とする、②不完全／習慣スペクトラム群＝不全感が強迫行為の動因であり、行為を妨げられたときには緊張や不安が生じる、③精神病スペクトラム群＝強迫症状の合理性について確信を有し、洞察不良であることを特徴とする。

■症例Ａ　21歳　男性——

元来、心配性。大学に入学後、一人暮らしを始めた。初診の2年前、たまたま帰省した日に友人が事故で亡くなり、翌年には別の友人も病死した。それ以来死の恐怖にとらわれ、喪服の人を見たり死に関連する言葉を聞くと、手洗いや塩まきをせずにはいられなくなった。次第に症状は増悪し、禊《みそぎ》のため部屋中に塩をまくようになった。一人では外出も困難になったため帰省したが、実家では家族にも塩をまくよう求める。また死にまつわる話題を避けるため、母以外の家族とは食卓を共にしない。受診した精神科医の勧めで森田療法を希望し来院した。入院直前まで塩まきは続けていたという。入院後は動物の世話に携わり、一時は死の恐怖に圧倒されもしたが、病棟で飼育しているレース鳩の放鳩訓練を通して外出の範囲が広がり、不安を強迫行為で解消することもなくなった。3ヶ月間の入院森田療法を終了した後は大学に復学し、その後10年以上、症状の再発は見られていない。

この症例はいわゆる縁起恐怖であり、死に関連した刺激に遭遇したり死を思い浮かべるだけで、不吉なことが起こるのではないかという非現実的な危険の評価が下され、不安や恐怖を打ち消すために強迫行為を繰り返していたものである。やや未熟なパーソナリティではあったが、強迫観念は明らかに自我異質的で苦痛を伴うものだった。この症例はピゴットらのいう「危険に対する評価の変異した群」に相当する。このグループは症状の自我異質性、非合理性の洞察、症状への抵抗性といった神経症的特徴が三つのサブタイプの中でもっとも明瞭である。ピゴットらはこのタイプの近縁に他の不安障害、身体醜形障害および肥満恐怖、心気症などを位置づけているが、これらは森田神経質のプロフィルにほぼ一致している点で興味深い。不安や恐怖を強迫症状の主たる要因と見なしたクレペリンや森田の見解は、このサブタイプをもっともよく説明するものである。

■症例B　25歳　男性――

過敏で完全主義的な性格。学校での緊張、家族の不和をきっかけに欠席が多くなり高校1年で中退。ひきこもりがちの生活に陥った頃から、いやな感触のまま行動することが耐えられなくなり、何をするにしても視覚、触覚などすべての感覚で納得できるまで、何度も触れたり行為を繰り返すようになった。たとえば食事の際には箸をすっきりするまで何度も持ち直すという。17歳のときから精神科に通院しSSRIの一種であるフルボキサミンなどを処方されたが、効果がないと感じて自己中断した。最近は不快を紛らわすために、近医で処方される睡眠薬を日中から服用していた。入院森田療法に導入され、抗不安薬ブロマゼパム15ミリグラム、非定型抗精神病薬アリピプラゾール12ミリグラム／日を併用することで強迫行為はかなり軽減したが、途中から漠然とした緊張感が強まり自己都合退院に至った。

この症例は、ほとんどの行動に際して「いやな感触」と表現されるような不全感が生じるため、「すっきりするまで」強迫行為を繰り返していた。明らかな強迫観念は認められず、行為の反復には苦痛を伴うものの、不安や恐怖感に導かれたものではない。ピゴットらの分類では「不完全／習慣スペクトラム群」に該当する。このタイプは、強迫行為が妨げられると強い緊張や不安が生じる一方、行為を完遂すれば一種の解放感が得られることが特徴である。しばしば強迫性パーソナリティ障害[2]が認められることも指摘されている。さらにこのタイプにはチック障害、トゥレット障害、抜毛症などの共存も多いことから、衝動制御障害との関連が想定されている。こうしたタイプについては、強迫症状に衝動充足の一面があるとしたフロイトの見解も妥当するかもしれない。森田のいう意志薄弱性素質に基づく強迫行為も、主としてこのタイプに該当するだろう。

■症例C　24歳　女性――

元来、完全欲が強く頑固、物にこだわりやすい性格だった。20歳頃から大学にある物が汚く見えるようになり、頻繁に手洗いをするようになった。同じ頃から、人に見られているのではないか、通りすがりの人が悪口を言っているのではないかと感じるようにもなり、通学が困難になった。自宅の玄関や廊下も不潔に感じられるため、ほとんど居間にこもって無為に過ごし、家族にも手洗いを強要する。やがて近所の人が物音を立てて嫌がらせしているように感じられ、近医で少量の非定型抗精神病薬ペロスピロンを処方されたが、明らかな効果がないため精神科病院に入院した。別の非定型抗精神病薬であるオランザピン20ミリグラムとＳＳＲＩの一種パロキセチン40ミリグラム／日を投与されてから症状はやや改善したが、強迫行為、被害関係念慮は退院後も残遺している。

この症例は、強迫症状の他に被害関係念慮が共存することが特徴である。当初は不潔恐怖から出発したものの、次第に不潔に関する観念は背景に退き、むしろ被害・注察感にもとづく不快を解消するために洗浄行為に及ぶようになっていった。このような変化に対応して次第に強迫体験は自我親和化し、非合理性の洞察も失われてきた。症例Ｃはピゴットらのいう「精神病スペクトラム群」に位置づけられる。強迫症状の合理性について常に確信を有していたわけではないが、被害関係念慮の存在や自閉的傾向の進展などを考慮しての分類である。このように強迫症状に対する洞察や抵抗が乏しい精神病圏の病態は、古くから記述されてきた。たとえばシュトラウスとゲープザッテルは、著しい強迫行為を呈し、徐々に進行して常同的色彩を帯びていく一群を、神経症と区別して強迫病（Zwangskrankheit）と呼んだ。その後も類似の病態は「精神病的特徴を有する強迫性障害」、「統合失調強迫性障害」、「強迫精神病」などさまざまな呼称で記述されてきた。

これまで見てきたように、ピゴットらの提唱する強迫性障害のサブタイプ分類が、DSM－Ⅲ以降、忘却されてきた感のある過去の強迫神経症に関する諸学説と、結果的に対応したものであることは興味深い。すなわち、「危険に対する評価の変異した群」＝クレペリン、森田の不安・恐怖主因説、「不完全／習慣スペクトラム群」＝フロイトの衝動充足説、「精神病スペクトラム群」＝シュトラウス、ゲープザッテルの強迫（精神）病説という対応関係である。

◆強迫性障害に対する精神療法

先にも述べたように、フロイトは強迫神経症がサディズム的肛門期に退行したリビドーの要求に対する自我の防衛であるとした。したがってその治療とは、精神分析によって病的防衛の解除と幼児神経症の解消を目指すことだというのである。他方ジャネは、強迫症状が心理的緊張の低下によって出現する、より低級な心理的現象や行動だとした。それゆえジャネは、心理的力の節約（休息）と心理的緊張の回復（身体療法、感覚刺激、作業療法など）を組み合わせた治療を提唱した。これらの古典的見解には今なお見るべきものがあるが、近年は実際の臨床に用いられることはほとんどない。それに代わり今日、欧米で強迫性障害の心理的アプローチとして公認の位置を占めるのが認知行動療法、ことに曝露・反応妨害法である。曝露療法とは、不安階層表を作成して刺激の弱いものから段階的に恐怖状況に直面していく方法であり、慣れが生じるまで回避行動を取らせない反応妨害法が併用される。また危険に対する誤った認知や過度の自己責任感を修正する認知的アプローチもしばしば併用される。

それでは森田療法による強迫性障害の治療とはどのようなものだろうか。精神交互作用や思想の矛盾といった「とらわれ」の心理機制を打ち破ることが森田療法の基本方向であり、それは端的に「あるがまま」の心的態度を獲得することである。「あるがまま」とは、不安を排除しようとするはからいをやめて、自己の感情をそのままにおくことを意味する。それと同時に、不安の裏にある自己本来の欲望（生の欲望）を建設的な行動に発揮していくことでもある。そのような建設的な行動は結果として恐れていた状況や対象への曝露をもたらすが、森田療法では症状に関連した行動のみに焦点をおかず、生活全体の充実を目指し、症状からの脱焦点化を図るところに認知行動療法との相違がある。なお、認知行動療法と森田療法との異同について、詳しくは「4　森田療法と認知行動療法」を参照して頂きたい。

ひるがえって強迫性障害に対する精神療法の課題を考えてみよう。それは第一に不安→打ち消し（強迫行為）→一層の不安の増大といった強迫的悪循環とそれゆえに生じる疲憊《ひはい》状態から脱し、行動を立て直すことである。とくに治療の初期にはこの課題が優先であり、それなくしてはいかに洞察を追求しても患者が変化に向かうことは困難である。第一の課題に一定の解決方向を示しているのは、認知行動療法と森田療法であろう。ジャネの方法も、患者が疲憊状態から脱することを助けるものである。だがこれだけでは強迫性障害の治療は十分ではない。第二の課題は、制縛《せいばく》的な生活スタイルを修正し、自己をよりよく生かしていくことであり、性格の陶冶《とうや》といってもよい。それは個々の強迫症状を改善するということを越えて、患者がとらわれのない、より自由な生き方を手に入れることである。力動的（精神分析的）精神療法はどちらかといえば第二の課題に向けられたものであろう。現代精神分析の代表的論客であるギャバードによれば、力動的精神療法は強迫症状の改善には結びつかないものの、対人関係の機能については改善が期待できるという。森田療法の長期的な目標が、とらわれのない生き方の実現に置かれていることは既述のとおりである。

いずれにしても強迫性障害の精神療法の必要十分条件を満たすのは、上記二つの課題を統合的に解決するようなアプローチであろう。強迫症状からの脱焦点化を促し、とらわれなく生きることを援助する森田療法は、これらの課題にひとつの解決方向を示すものだと考えられる。

ところで森田療法の基本形は、周知のように臥褥《がじょく》と作業療法を骨子とする入院治療である。入院療法は、「あるがまま」の姿勢を入院生活のさまざまな直接体験を通して会得《えとく》できるという利点がある。しかし、最近では外来（通院、通所形式）での森田療法も広く普及しており、また森田療法を基盤にした自助グループである「生活の発見会」も全国規模で活発な活動を続けている。したがって森田療法を適用する際に、どのような治療形態を選択するかについては、次に述べるように症例ごとによく吟味する必要があるのである。

◆症例のアセスメントと治療方針の選択

薬物療法にせよ精神療法にせよ、強迫性障害のすべての症例に等しく有効なわけではない。そこで治療方針を決定するためには、症例ごとのアセスメントが不可欠になる。

(1)発症の状況、時期、経過

経験的に言えば状況因がはっきりしているケース、晩期発症、急性に経過した症例ほど治療によって改善しやすい。逆にいうと、早期に発症しとくに状況因も見当たらず緩徐に発展してきた症例には、ある程度の長期戦を覚悟しなければならないということである。

⑵症状の内容

ラスムッセンらによれば、強迫症状の種類と疾病の自然経過との間に有意な相関は認められなかったという。しかし慈恵医大第三病院精神科において１９７２年から１９９８年までに入院森田療法が適用された強迫性障害３１６例（男性２１７例、女性99例）の主症状と治療成績との関係を見ると、不完全恐怖、不潔恐怖、縁起恐怖、その他のタイプの改善率（退院時、軽度改善以上の転帰）は、それぞれ81・２％、56・９％、54・２％、48・４％であった。つまり不完全恐怖－確認強迫を主症状とするタイプが森田療法によって高率に改善したのに対して、「その他」のタイプは相対的に治療への反応が乏しかったのである。慈恵医大の結果は、少なくとも森田療法に関する限り、症状の内容が治療への反応性と相関することを示している。

⑶神経症的特徴の有無

舘野によれば、入院森田療法を受けた強迫性障害の患者22例（男性15例、女性７例）について Yale-Brown 強迫スケール（Y-BOCS）総得点を指標にして検討したところ、入院時点での症状に対する洞察の有無は治療的変化と有意な相関を示した。症状内容については強迫儀式が、また共存する精神障害に関しては、奇妙、風変わりであることを特徴とするクラスターＡパーソナリティ障害、とくに妄想性パーソナリティ障害を伴う症例の治療反応性が有意に低いという結果であった。一般に強迫儀式は自我親和的で、症状に対する抵抗が乏しい。逆に言えば、不合理性について洞察を有し、症状が自我異質的であること、症状への抵抗性を有すること、要するに神経症的特徴の明確な症例ほど、入院森田療法によって改善しやすいということである。

(4) 強迫性障害のサブタイプ

ピゴットの分類のうち、「危険に対する評価の変異した群」は、先にも述べたように症状の自我異質性、非合理性の洞察、症状への抵抗性といった神経症的特徴をもっとも保有しており、症状は不安、恐怖が主たる動因と考えられる。またこうしたタイプの背景には神経質性格傾向やニューロティシズムといった不安感受性の高いパーソナリティの存在が推測される。このようなサブタイプにはＳＳＲＩや三環系抗うつ薬の一種であるクロミプラミンなどの薬物療法とともに、精神療法的アプローチも奏効しやすい。

次に「不完全／習慣スペクトラム群」は、「危険に対する評価の変異した群」のように不安、恐怖が症状形成の動因になるわけではなく、衝動行為に近い症状であるだけに、精神療法への動機づけがより難しい。こうしたタイプには、後にも述べるように行動の次元できめ細やかな助言が必要になる。

最後の「精神病スペクトラム群」は、もっとも難治性のサブタイプである。このタイプは非合理性の洞察や症状への抵抗性に乏しく、常同的色彩を帯びているため、洞察志向的精神療法はもちろんのこと、森田療法や行動療法であっても単独の適用は困難である。

(5)パーソナリティ

成田は、一般に神経症的強迫‐パーソナリティ水準に近い症例ほど予後良好であり、探索的な精神療法が奏効しやすいと述べている。このことは森田療法においても同様である。いわゆる神経質性格は、神経症水準のパーソナリティの典型であろう。すなわち内向的、自己内省的であり、小心、過敏、心配性といった弱力性と完全主義、理想主義、負けず嫌いといった強力性の共存する性格傾向である。こうした性格の人々は、強迫観念に抗《あらが》い排除しようと努めるがゆえにとらわれに陥りやすい反面、葛藤が強いだけに治療意欲も比較的高い。それだけにとらわれからの脱出を援助する森田療法が奏効しやすいのである。先に述べたように森田療法においては強迫症状の中でもとくに不完全恐怖の治療成績が良好であったが、こうした症例には比較的典型的な神経質性格の症例が多いと推測される。他方、強迫性パーソナリティ障害の人々は、しばしば強迫症状が自我親和的で症状に対する葛藤が乏しいため、精神療法へのモチベーションが低い傾向にある。また境界性パーソナリティ障害のように、しばしば破壊的な行動化を伴う場合にも、継続的な精神療法の実施は困難になる。

以上の点を考慮に入れて、強迫性障害の治療方針をさしあたり次のように定式化しておくことにする。

①「危険に対する評価の変異した群」、すなわち不安・恐怖を基調にしたサブタイプは神経質性格をはじめとする神経症的パーソナリティの持ち主が多い。したがって、こうしたタイプの強迫性障害に対しては森田療法を積極的に適用し、薬物は症例によって補助的に併用する。森田療法に導入する場合、社会生活がどうにか可能な程度の軽症例には外来治療で構わないが、その際は自助グループへの参加も併せて考慮する。仕事や学業、家庭生活に大きな支障をきたしているような症例には入院森田療法が第一選択になる。実際、症例Ａは入院治療によって強迫症状の消失に至っている。外来、入院いずれの場合も治療の目標は症状の改善に留まらず、人格の成長（性格陶冶）をも射程に入れる。なお発症時の状況因が明確な症例には適宜環境調整も実施する。

②「不完全／習慣スペクトラム群」のサブタイプは、強迫観念が明瞭でなく、不全感や不快感を直ちに強迫行為で解消しようとする、衝動行為により近い一群であり、パーソナリティと

しては強迫性パーソナリティ障害、あるいは森田のいう意志薄弱性素質を有する人が少なくない。このタイプも本人の治療意欲があれば森田療法の適用は可能である。ただし、通常はしばらくの間外来で、治療への動機づけを高めるような面接を重ねる必要がある。治療に対する患者本人の理解が進んだ後には、入院森田療法によって具体的なレベルで行動の変化を導くことが効果的である。たとえば不全感をすぐに強迫行為によって打ち消そうとせず、しばしの間をおくこと。行動の転換をすばやくすること。すなわち、すっきりするまで強迫行為を続けるというパターンから脱却して、不快な気分を残したまま次の行動に移るよう指導するのである。久保田が言うように、強迫行為を切り上げる目安として、たとえば5分間という時間を定めるのも一つの方法である。また柔軟性の乏しい完全主義的スタイルから脱するために、行動範囲を限定せず何でも目前のことにすっと手を出していくよう奨励する、といった指導も要請される。なお、このタイプでは薬物療法の併用を必要とする場合が多い。薬物選択に際しては、このタイプに共存することの多いチック障害、トゥレット障害に抗精神病薬がしばしば奏効することから、ハロペリドール、ピモジド、あるいは非定型抗精神病薬などドーパミン遮断作用を有する薬物に反応する可能性が指摘されている。またSSRIと少量の抗精神病薬の併用療法を支持するデータも見られる。たしかに症例Bも抗不安薬に非定型抗精神病薬の一種であるアリピプラゾールを追加した後、強迫行為の軽減が見られた。

だが、それだけでは社会生活を再建するには至っていない。したがってこのタイプの強迫性障害には、十分な薬物療法を実施しながら、森田療法や行動療法を息長く実施して、完全主義的なスタイルを徐々に軽減して適応の改善を図っていくことが治療の基本になるだろう。

③「精神病スペクトラム群」のサブタイプは、統合失調症、統合失調型パーソナリティ障害や妄想性パーソナリティ障害のような重症のパーソナリティ障害が共存することが多い。強迫症状の合理性について確信を有し、洞察不良であることが特徴なだけに、森田療法や行動療法のように非探索的な精神療法であっても適用はかなり難しい。したがってこのタイプには薬物療法が治療の主役になるが、強迫症状の除去を目指してクロミプラミンやSSRIのみをいたずらに増量することは避けるべきである。多くの場合は効果が乏しく、症状が改善されたように見えても、強迫症状と交代して精神病症状が顕在化することもあるからである。それゆえ第一選択は抗精神病薬と考えられるが、SSRIの併用が有効かどうかはまだ定かでない。しかし薬物療法により症状がある程度改善し、社会適応の向上に対する本人のモチベーションが見られる場合には、ゆるやかな森田療法的もしくは行動療法的アプローチが有用であるかもしれない。その際は強迫症状の軽減だけにとらわれず、患者の生活機能全体を多少なりとも改善させることを治療目標におき、無理のないペースで行動の変化を導いていくべきである。なおこうしたケースには、他者との緊密な関わりが生じる入院森田療法は時

に侵襲的に作用することがあるため、外来治療を基本にし、地域のデイケアなどへの参加を併せて考慮するほうがよかろう。また、境界性パーソナリティ障害の共存する強迫性障害の場合にも、同様の方針が推奨される。要するに精神病圏の症例や重症パーソナリティ障害の共存する強迫性障害には、人格構造の根本的な変化を目指すよりも、症状と行動の変化に重点をおいたゆるやかなアプローチの方が安全で実効性が高いということである。

＊

この項では、強迫神経症に関する主な理論から最近の強迫性障害に至る概念の変遷をたどり、強迫性障害に共存する精神障害、強迫性障害のサブタイプについて最近の知見を紹介した。次いで、強迫性障害に対して、どのような精神療法が要請されるのかを論じた。強迫性障害の精神療法の必要条件とは、強迫的悪循環と疲憊状態から脱して基本的な行動を立て直すことであり、その十分条件は、制縛的な生活スタイルを修正し、自己を現実によりよく生かしていくことである。強迫症状からの脱焦点化を促し、とらわれなく生きることを援助する森田療法は、上記二つの課題に解決方向を示すものだと考えられた。

とはいえすべての強迫性障害に森田療法が有効なわけではない。そこで治療の適否を評価するためのポイントを挙げ、強迫性障害のサブタイプとパーソナリティに応じた治療選択の指針についで解説した。強迫性障害の治療を構想するには、個々の症例の特徴を十分に把握し、それにふさわしい治療方針を選択すべきだということがこの項の結論である。

［中村　敬］

⑴　トゥレット障害——多彩な運動チックとひとつ以上の音声チックを有して、何らかのチックを認める期間が1年以上に及ぶ場合に、トゥレット障害と診断される。強迫性障害及び注意欠陥・多動性障害などさまざまな精神疾患と共存することがある。チックの始まりは平均4〜6歳で、女児より男児に多い。

⑵　強迫性パーソナリティ障害——完全主義的で柔軟性の乏しいパーソナリティである。以下に、DSM－5の診断基準を示しておく。

A　パーソナリティ機能における中等度またはそれ以上の障害で、以下の四つの領域のうち二つまたはそれ以上における特徴的な困難によって明らかとなる。

（1）同一性：主に仕事または生産性に由来する自己の意識：強い情動の体験および表出が収縮していること

（2）自己志向性：課題を達成すること、および目標を実現することへの困難さであり、融通がきかず、かつ非合理的に高度で柔軟性を欠く行動の内的規範に関連している：過度に良心的かつ道徳的な態度

（3）共感性：他者の考え、感情または行動を理解すること、および尊重することの困難さ

（4）親密さ：仕事および生産性に伴うものとしてみなされる人間関係：他者との関係に悪影響を及ぼす堅苦しさおよび頑固さ

B　以下の四つの病的パーソナリティ特性のうち三つまたはそれ以上で、そのうち一つは、（1）硬直した完璧主義でなければならない。

（1）硬直した完璧主義［極端な誠実さの一側面（脱抑制の対極）］：自分自身と他者の行動を含むすべてが、欠点なく、完全で、かつ間違いや失敗なくあるべきとする融通のきかないこだわり：細部まですべてにおいて正確さを確保するために、適時性を犠牲にすること：正しい物事のやり方は1つしかないと確信すること：考えおよび／または視点を変えることの困難さ：細部、組織、および順序へのとらわれ

（2）固執（否定的感情の一側面）：その行動が機能的または効果的でなくなった後もずっと課題に固執すること：失敗を繰り返しているにもかかわらず同じ行動を続けること

（3）親密さ回避（離脱の一側面）：親密な関係または恋愛関係、対人的な愛着、および親密な性的関係を回避すること

（4）制限された感情（離脱の一側面）：情動を引き起こす状況にほとんど反応しないこと：情動体験および表出が収縮していること：無関心さまたは冷淡

参考資料　『DSM-5　精神疾患の診断・統計マニュアル』（高橋三郎・大野裕監訳）

強迫症（強迫性障害）

A　強迫観念、強迫行為、またはその両方の存在

強迫観念は以下の（1）と（2）によって定義される：

（1）繰り返される持続的な思考、衝動、またはイメージであり、それは障害中の一時期には侵入的で不適切なものとして体験されており、たいていの人においてはそれは強い不安や苦痛の原因となる。

（2）その人は、その思考、衝動、またはイメージを無視したり抑え込もうとしたり、または何か他の思考や行動（例：強迫行為を行うなど）によって中和しようと試みる。

強迫行為は以下の（1）と（2）によって定義される：

（1）繰り返しの行動（例：手を洗う、順番に並べる、確認する）または心の中の行為（例：祈る、数を数える、声を出さずに言葉を繰り返す）であり、その人は強迫観念に対応して、または厳密に適用しなくてはいけないある決まりに従ってそれらの行為を行うよう駆り立てられているように感じている。

（2）その行動や心の中の行為は、不安または苦痛を避けるかまたは緩和すること、または何か恐ろしい出来事や状況を避けることを目的としている。しかしその行動または心の中の行為は、それによって中和したり予防したりしようとしていることとは現実的な意味ではつながりをもたず、または明らかに過剰である。

注：幼い子どもはこれらの行動や心の中の行為の目的をはっきり述べることができないかもしれない。

B　強迫観念または強迫行為は時間を浪費させる（一日一時間以上かける）、または臨床的に意味のある苦痛、または社会的、職業的、または他の重要な領域における機能の障害を引き起こしている。

C　その障害は、物質（例：乱用薬物、医薬品）または他の医学的疾患の直接的な生理学的作用によるものではない。

D　その障害は他の精神疾患の症状ではうまく説明できない（例：全般性不安症における過剰な心配、醜形恐怖症における容貌へのこだわり、ためこみ症における所有物を捨てたり手放したりすることの困難さ、抜毛症における抜毛、皮膚むしり症における皮膚むしり、常同運動症にける常同症、摂食障害における習慣的な食行動、物質関連障害および嗜癖性障害群における物質やギャンブルへの没頭、病的不安症における疾病をもつことへのこだわり、パラフィリア障害群における性的衝動や性的空想、秩序破壊的・衝動制御・素行症群における衝動、うつ病における罪悪感の反芻、統合失調症スペクトラム障害および他の精神病性障害群における思考吹入や妄想的なこだわり、自閉スペクトラム症における反復的な行動様式）。

⇓該当すれば特定せよ

病識が十分または概ね十分：その人は強迫症の信念がまったく、またはおそらく正しくない、あるいは正しいかもしれないし、正しくないかもしれないと認識している。

病識が不十分：その人は強迫症の信念がおそらく正しいと思っている。

病識が欠如した・妄想的な信念を伴う：その人は強迫症の信念は正しいと完全に確信している。

⇓該当すれば特定せよ

チック関連：その人はチック症の現在症ないし既往歴がある。

3 強迫性障害の生物学的側面――森田学説との関連

森田正馬は、神経質の下位分類として普通神経質、発作性神経症、そして強迫観念症の三つを分類した。うち、強迫観念症には縁起恐怖、不潔恐怖、毒物恐怖、疾病恐怖、梅毒恐怖、犯罪恐怖、瀆神恐怖、怨恨恐怖等々、さまざまなものが含まれる。先端恐怖のような単一恐怖や赤面恐怖のような対人恐怖症までも強迫観念症に含めている。一方、強迫観念症と強迫行為を主症状とする病態とは厳に区別された。今日の主要な診断基準では、強迫性障害（obsessive-compulsive disorder：ＯＣＤ）は強迫観念と強迫行為より構成されていることから、森田のいう強迫観念症は今日の強迫性障害と全く同一の病態を指しているわけではない。とはいえ、彼がわが国において強迫性障害の治療に本格的に取り組んだ最初の精神科医であることは間違いない。

今日、強迫性障害の治療は、選択的セロトニン再取り込み阻害薬（ＳＳＲＩ）が第一選択薬とされ、その薬物療法が広く普及している。三環系抗うつ薬であるクロミプラミンはＳＳＲＩよりも先にその有効性が見出されたが、他の三環系抗うつ薬と比較して同薬は神経終末シナプス間隙内のセロトニンの再取り込みを担う蛋白、セロトニン・トランスポーターに対する親和性が強い。したがって、強迫性障害の病態におけるセロトニン・ニューロン系の関与が示唆されてきた。

さらに海外では、近年、強迫性障害の難治症例に対する脳神経外科的治療法である深部脳刺激療法（ＤＢＳ）が行われつつある(1)。

以上のような身体的治療法の進歩とともに、強迫性障害の神経生物学的病態の理解が進みつつある。とくに、ＰＥＴやｆＭＲＩなどの機能的脳画像を用いて強迫症状に関与する脳部位の探索が精力的になされた結果、強迫性障害では前頭葉と基底核領域を結ぶニューロン回路に機能異常が存在する（図１）ことが、現在ではほぼ定説となっている(2)(3)。

森田は、強迫観念自体を病的なものとは見なさず、誰にでもありえるものであり、むしろそれを消失させようとする患者の努力がかえって症状を悪化させると考えていた。こうした森田の学説は現代の強迫性障害の神経生物学とは相容れないものなのだろうか。ここでは、現代の精神薬理学と神経画像学が明らかにした強迫性障害の神経生物学的基礎を概説し、強迫性障害

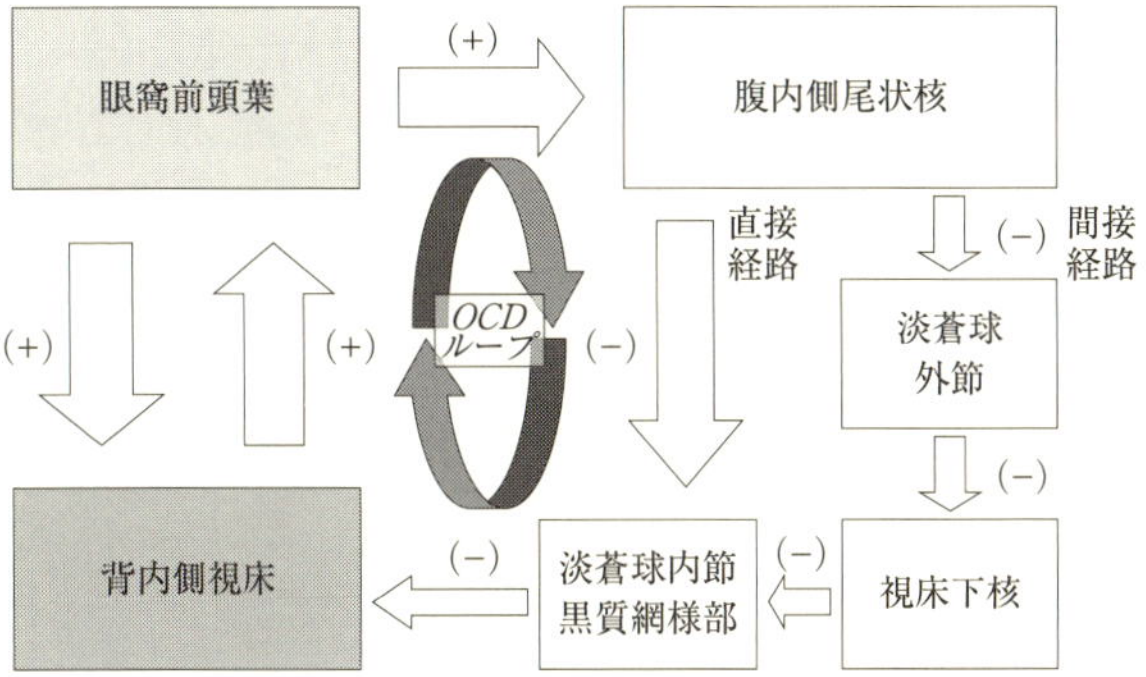

図1 OCDの眼窩前頭－線条体－視床間ニューロン回路（OCDループ）仮説[5]。ヒトの運動機能の調節に重要な役割をになう基底核領域の主要な二つのニューロン回路（直接経路と間接経路）の出力間に不均衡が生じることによってOCDループの過活動が生じ、強迫症状の形成と持続・増悪に発展すると考えられる。（＋）促進系、（−）抑制系

に関する森田学説との関連について論じたい。

◆強迫性障害の薬物療法

クロミプラミンとＳＳＲＩ

強迫性障害に対する薬物療法は、過去四半世紀余の間に大きく進展した。すなわち、１９８０年代以降、欧米では強迫性障害に対するクロミプラミンの有効性が大規模二重盲検比較試験の結果、実証された。続いて、フルボキサミン、パロキセチン、セルトラリン、fluoxetine、citalopram等、一連のＳＳＲＩの有効性も二重盲検比較試験を経て確認され、急性期のみならず、長期治療としても有効であり、忍容性にも優れていることが示された[4]。こうした研究の推進には、Yale-Brown Obsessive-Compulsive

Scale（Y-BOCS）のような強迫症状の評価尺度の開発が大きく貢献した。以上の試験によって、強迫性障害の第一選択薬としてのＳＳＲＩの地位が確立したといって良い。現在、わが国で強迫性障害に対する適応が健康保険で認められている薬物は、フルボキサミンとパロキセチンのみである。

しかしながら、強迫性障害に対するＳＳＲＩ治療には気分障害や強迫性障害以外の不安障害に対する治療と比較して次のような特徴がある。(5)(6)

①クロミプラミンとＳＳＲＩ以外の抗うつ薬では、総じて十分な効果が期待できない。セロトニン－ノルアドレナリン再取り込み阻害薬である venlafaxine とパロキセチンの効果を比較した研究においてもパロキセチンのほうが venlafaxine よりも改善率が高かったと報告されている。(7)したがって、強迫性障害のセロトニン仮説が強く支持される。とはいえ、パロキセチン抵抗性強迫性障害症例のうち、venlafaxine に反応する症例も少数ながら存在するし、また venlafaxine とクロミプラミンの効果には差がなかったとする報告もある。(8)したがって、クロミプラミンやＳＳＲＩに反応しない症例に対しては他の抗うつ薬に切り替えてみる余地がある。

②ＳＳＲＩの抗強迫効果の発現は遅く、中等度以上の改善効果が発現するまでに最短でも６～

8週間を要し、効果を判定するには10～12週間程度は継続して投与すべきであるとされる。
③クロミプラミン、ＳＳＲＩともにかなり高用量を投与する必要がある。たとえば、クロミプラミンでは225㎎、パロキセチンでは60㎎、フルボキサミンでは300㎎まで増量することがある。これらの用量はうつ病に対する常用量を超えているので、保険適応とするためには主治医の理由書が必要である。
④以上のように十分な薬物療法を行ったとしても、強迫性障害の場合、臨床的に中等度以上の改善を示す患者の割合は全体の40～60％にすぎない。改善した症例においても、完全寛解に至るものは少なく、多くは部分的ないし不完全な寛解にとどまる。とくに強迫性緩慢やためこみ症のような特殊な病型の強迫性障害には奏効しにくい。また発達障害や統合失調症に併発する強迫症状も難治性である。これらの難治症例では強迫症状に対する非合理感が乏しい。
⑤クロミプラミンのほうがＳＳＲＩよりも抗強迫効果が優れているとする臨床医の見解が根強いが、二重盲検比較試験の結果は同等の効果である。しかも、忍容性においては、抗コリン作用が際立つクロミプラミンのほうがＳＳＲＩよりも劣る。ただし、小児強迫性障害に対する両者の効果をメタ解析した研究[9]では、クロミプラミンの効果のほうが優れているという。また、米国の専門家による治療ガイドライン[10]では数種類のＳＳＲＩにも反応しない重症持続性の治療抵抗性症例に対してはクロミプラミンの静脈内投与を推奨している。

⑥SSRIの種類間では有効性に差はない[11]。したがって、忍容性の点からSSRIを第一選択薬とするものの、どの薬剤を選択するかについては明確な基準はない。

増強療法

先にも述べたように約半数の強迫性障害症例は治療抵抗性である。したがって、第一、第二選択薬であるSSRI、クロミプラミンに反応しない症例に対しては他の向精神薬への切り替えや併用による増強療法を行う[4][5]。従来、抗うつ薬以外で使用される薬物には、ハロペリドール、ピモジド、リチウム、クロナゼパム等があるが、その評価は確立されていない。

最近、強迫性障害に対する非定型抗精神病薬（リスペリドン、オランザピン、クエチアピンなど）による増強療法の有効性が報告されている[12]。8～12週間の十分量のSSRIないしクロミプラミンの投与によっても改善が乏しい治療抵抗性症例を対象として、抗うつ薬に比較的少用量から中等用量の非定型抗精神病薬を追加投与した6～8週間の試験の結果、プラセボ群では反応例がほとんどないにもかかわらず、非定型抗精神病薬群では9～50%（約30%）の反応率が報告されている。最適の増強療法のプロトコールについてはまだ確立していない。まず忍容しうる最大用量のSSRIないしクロミプラミンによる治療を少なくとも3ヶ月間行った後に増強療法に導入することを推奨する報告[13]もある。また、チックを併発する強迫性障害ほど、抗精神病薬による増強療法の有用性が高かったという。

行動療法との併用

曝露反応妨害法などを中心とした（認知）行動療法は、有効性においてＳＳＲＩによる薬物療法と同等であることが確かめられている。したがって、欧米の強迫性障害治療ガイドラインでは行動療法をＳＳＲＩとともに第一選択肢に位置付けている。そして、いずれか単独による治療に対する反応が不十分な場合には両者の併用を推奨している。

臨床の実際では、薬物療法と行動療法の併用、あるいは薬物療法でまず不安を軽減した後に行動療法に導入する場合が多い。患者が種々の理由により薬物療法に同意しない場合は、行動療法から開始するが、経過中に必要と考えられれば、再度薬物療法の併用について患者と話し合うようにしている。薬物療法への抵抗感に強迫症状や強迫的性格が影響している場合も少なくないので、行動療法による行動変容に伴い、頑《かたく》なな患者の考え方も変化してゆく可能性がある。

以上のように、強迫性障害の治療において薬物療法と行動療法は併用したほうがともに好ましい効果が期待できるようである。機能的脳画像を用いた研究でも、薬物療法と行動療法のいずれを行っても強迫症状の改善とともに局在脳部位の活動異常が正常化することを示している。

◆DSM－5における強迫性障害の位置付け

2013年5月に米国精神医学会が発表した「精神疾患の診断・統計マニュアル」第5版（DSM－5）では、従来の不安障害の章が解体され、「不安症群（不安障害群）」の章とは独立して「強迫症および関連症群（強迫性障害および関連障害群）」と「心的外傷およびストレス因関連障害群」の章がそれぞれ設けられた。このことは、パニック障害や社交不安障害と強迫性障害、さらに心的外傷後ストレス障害とは、病態生理、症候、合併疾患、経過、および治療反応性などにおいて、異なることを示唆している。

また、「強迫症および関連症群」には、強迫性障害のほか、醜形恐怖症（身体醜形障害）、ためこみ症、抜毛症、皮膚むしり症などの疾患群が含まれている（DSM－Ⅳでは、醜形恐怖症は身体表現性障害のカテゴリーに、また抜毛症は衝動制御障害のカテゴリーに、それぞれ含まれていた）。欧米の精神医学では、文化結合症候群と見なされている醜貌恐怖と自己臭恐怖も、「他の特定される強迫症および関連症」に含まれるようになった。さらにDSM－5では、病識の有無に関して、「病識が十分または概《おおむ》ね十分」、「病識が不十分」、および「病識が欠如した・妄想的な信念を伴う」の特定用語により評価することを定めている。外見上の欠点や傷が

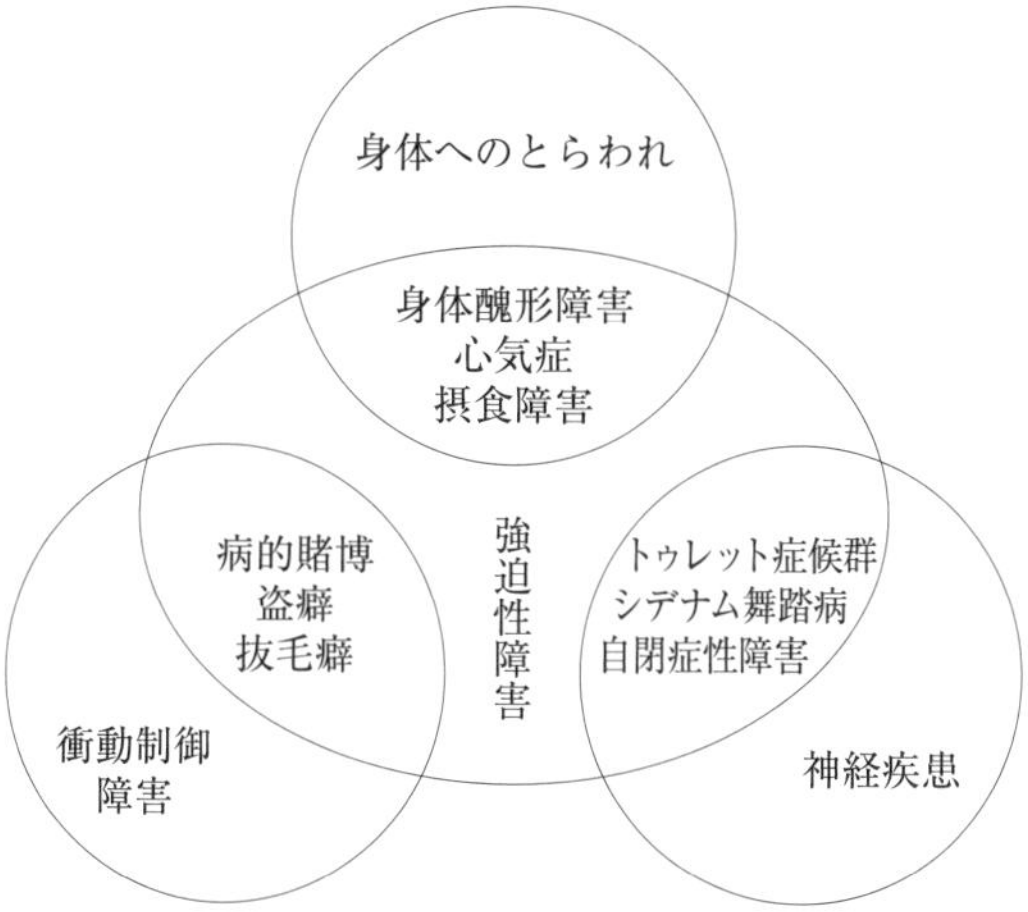

図2　強迫スペクトラム障害の概念

存在すると完全に確認している醜形恐怖症は、妄想性障害に分類せず、「病識が欠如した・妄想的な信念を伴う」の特定用語を付する。

以上のようなDSM-5における変更の背景には、ホランダーが提唱する強迫スペクトラム障害の概念がある。これには、強迫性障害の類縁疾患として、①身体にとらわれる障害（醜形恐怖症、心気症、摂食障害など）、②衝動制御障害（病的賭博、盗癖、抜毛症など）、③神経疾患（トゥレット症候群、シデナム舞踏病、自閉症など）など、およそ三つのグループの精神神経疾患が含まれ、強迫性が特徴的な病態からむしろ衝動性が目立つ病態まで、きわめて広い疾患スペクトラムを構成している（図2）。これらの強迫スペクトラム障害に属する疾患は、特定の思考や行為を反復する共通点があるが、それ以外にも、発症年齢や経過、家族歴、互いに合併することが多い点、さらには治療反応性でも類似している。ただし、衝動制御障害に見られる衝動行為は快感を伴っている点で強迫スペクトラム障害に含めるべきではないとする異論もあり、強迫スペクトラム障害を認める専門家の間でもなお意見が分かれている[13]。また、神経疾患に見られる反復行為は強迫観念を伴っていないが、強迫観念を伴わない強迫性障害も少数ながら存在する。

◆強迫性障害の異種性

近年の研究は、強迫性障害が単一の病態ではなくて、異種の病態から構成される症候群であることを強く示唆している。症状の内容にもさまざまなバリエーションがあり、治療反応性にも個人差が大きい。強迫性障害の異種性の病態解明は、臨床的にも適切な治療法の選択や予後予測のうえで重要な課題である。

強迫性障害の臨床的亜型に関する最近の機能的脳画像研究は、強迫症状の種類によってその病態に関与する脳部位が多少異なる可能性を示唆している。臨床的には、ほとんどの患者は複数の強迫症状を有している。マタ－シャコルスらは、この点を考慮して、ひとりの患者についての臨床症状を要素的に分類し、洗浄や確認などの症状の要素に対応した脳機能の変化をｆＭＲ

Iにより調べた結果、確認強迫には前頭葉－皮質下系のネットワークの異常が関与し、確認への衝動の制御が障害されていることが示唆された。他方、洗浄強迫は前頭葉－辺縁系の機能連関の障害によるもので、この回路は情動、とくに不快感の処理に関与すると考えられた。いずれのニューロン回路も前頭葉を中心としているが、ひとりの患者において両方の障害が重複して存在することもあり、その場合には、確認強迫と洗浄強迫の両方の症状を示す。以上のように、強迫性障害は、多次元的な症候群として理解されよう。

ブロックらは、強迫性障害の症状は、①汚染／洗浄、②対称性／整理および反復的儀式、③禁断的（攻撃的）思考／確認、および④ためこみの四つの次元によって構成されていると提唱している。こうした症状の構造は、社会文化的背景などの影響を受けず、概ね安定していることから、それぞれの発現に、特異的な神経生物学的機序が関与している可能性がある。

強迫性障害の異種性は適切な治療法の選択にも関わる臨床上重要な問題である。今後は、症状亜型、重症度、不合理感の有無、気分障害や精神病などの併発精神障害、病前パーソナリティ傾向、発病状況、認知機能、機能的脳画像所見等々、様々な因子の評価により病態をより正確に把握し、その治療反応性を考慮して適切な治療法を選択するようになるかもしれない（図3）。これは臨床現場の要請にかなったものであり、今後の強迫性障害の治療ガイドラインも異種性の評価をもとにしたものが作成される必要があろう。

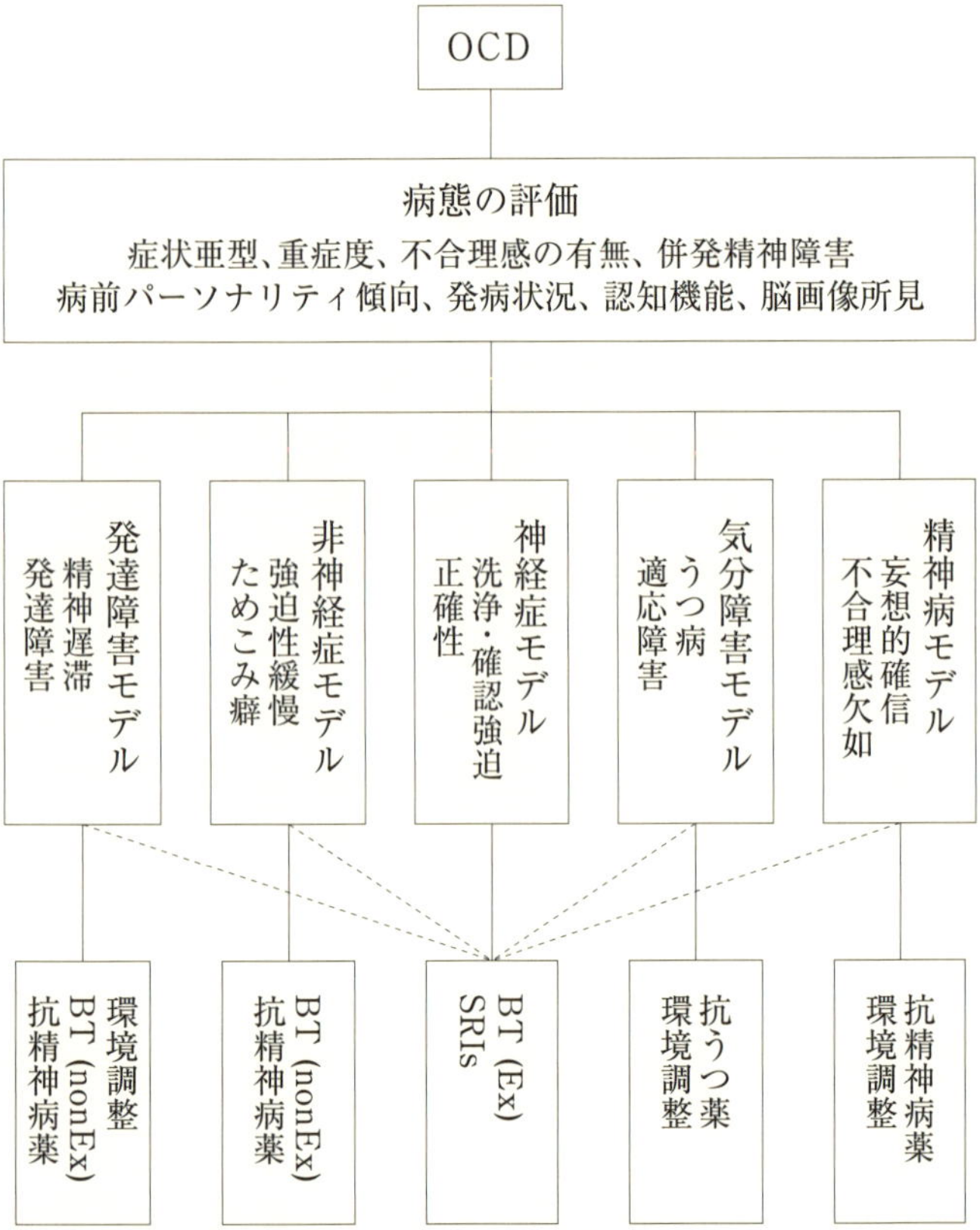

図3　OCDの病態評価にもとづく治療法選択基準試案（中尾）。略語は、BT：行動療法、Ex：曝露反応妨害法、nonEx：曝露反応妨害法以外、SRIs：セロトニン再取り込み阻害薬。

◆森田学説に見る先見性

以上、概説してきたように、最近20年間に強迫性障害の神経生物学的研究は著しく進歩しており、かつて代表的な心因性の精神障害（神経症）として扱われていた頃とはかなり異なる強迫性障害の様相を見せている。機能的脳画像、神経心理学的データ、ＤＢＳのような精神外科的治療法、そして強迫スペクトラム障害の概念などから際立ってくるのは、強迫性障害の生物機械的な器質的障害の側面であろう。これは強迫観念症を健康な心理機制の延長線上に位置付けた森田の学説とは一見相容れないように思われる。しかしながら、森田は強迫観念症を含む強迫性障害の臨床像についてきわめて詳細な記述を残しており、それらを見るとむしろ現代の生物学的な研究成果を先取りしたかのような彼の直感的な洞察に驚かされることが多い。最後に森田学説の優れた先見性について列挙してみよう。

まず、森田は症状発展形成の機制として精神交互作用を重視した。偶発的な体験を契機として一旦それに注意が向きはじめると、その後は日常の関連する些細な事象にも予期不安を生じ、苦痛を伴い、しかし交互作用の結果、ますます過敏となる悪循環が形成される。同様の症状発展過程のモデルは、認知療法が対象とする思考過程のシェーマにも認めることができるが、強迫性障害の神経生物学ではそうした認知‐症状発展の過程の基礎に脳内の強迫性障害ループの過活動を想定している（図1を参照）。すなわち、強迫症状が持続すると強迫性障害ループはより増幅し、認知機能もさらに低下するというように、ニューロン回路の過活動と認知障害と臨床症状とが互いに連鎖しながら発展してゆく。したがって森田療法も行動療法と同じく、強迫性障害ループの過活動の抑制により症状の軽減がもたらされると理解される。また、症状を「あるがまま」に味わい、症状を打ち消そうとする葛藤を解消しようとする森田療法の技法の作用点は、強迫性障害ループ外の辺縁系（たとえば、前部帯状回）の情動回路活動の安定化と関係するのではないだろうか。内村英幸は、常同的な行動異常の背景にニューロン回路活動の硬直化と外部入力の影響を受け入れにくい閉鎖性が存在していると考察している。すなわち、「柔らかい心の動きには、柔らかい神経回路の動きがあり、硬い心の動きには硬直化した神経回路の動きがある」のであり、この両次元を統合している「身体」に対して森田療法独自の技法である絶対臥褥や作業療法が「柔らかい身体」の形成を促す可能性がある。

また、冒頭に触れたように森田は強迫行為を主体とする病態を神経質の強迫観念症とは厳に区別した。森田によれば、強迫行為が目立つ患者は、深い病識が欠けており、内省に乏しい。患者は自ら抑制し、病を治そうとする努力が乏しい。ただ徒《いたずら》に心に起こった刹那の不快な気分を打ち壊そうとして、衝動的に行動する。他人に対する思いやりも恥も外聞も顧《かえり》みる余地はなく、精神内界の葛藤がきわめて単純である。この点が神経質との大きな相違であって、むしろ衝動性精神病に近いものと森田は見る。患者は、学業優秀であっても外界に適応して臨機応変に行動する能力に乏しい。現実の生活では、注意の活動、鋭敏な観察、慎重・正確・迅速に行動するなどの動的な知的能力が要求されるのであり、その意味では衝動的な強迫行為を呈する患者は知能低格者であるという。以上のように、森田の鋭利な観察眼は、強迫性障害の異種性や認知機能障害、および衝動制御障害との関連性をすでに看破していたといえよう。

森田のいう強迫観念症の治療の真骨頂は、実は赤面恐怖症の治療例に見ることができるが、明らかに重症の強迫性障害で、教育水準が低いために合理的判断が困難であり、かつ両親を巻き込んでいるような症例に対しても果敢《かかん》に治療を行い、みごと短期間で改善させた。今日の知識に照らし合わせて見ると、技法的には森田は認知行動療法におけるセルフモニタリング、認知再構築や曝露反応妨害法と同等のことを行って、成果をあげている。その前提となるのは森田の精密な観察と正確な行動分析である。

今日の強迫性障害に関する神経生物学的知識がむしろ臨床医の観察眼の精度を衰えさせ医療の水準を劣化させないことを願う。豊富な知識がかえって災いして、実生活上の目的志向的、すなわち事実本位の行動が邪魔されることを森田は常々警告したのであった。

［黒木俊秀・中尾智博］

参考文献

⑴ 黒木俊秀「難治性強迫性障害に対する非薬物的身体治療の試み　精神科医の立場から」（臨床評価　41: 241-252, 2013）

⑵ Rosenberg DR, MaCmillan SN: Imaging and neuroanatomy of OCD. In: Davis KL, Charney D, Coyle JT, Nemeroff C eds, *Neuropsychopharmacology: The Fifth Generation of Progress*, pp.1621-1645, Lippincott Williams & Wilkins, 2002

⑶ 黒木俊秀・中尾智博・神庭重信「強迫スペクトラム障害の機能的脳画像」（脳と精神の医学　18: 17-26, 2007）

⑷ 吉田卓史・中前貴・福居顕二「強迫性障害」（小山司編『ＳＳＲＩのすべて』（先端医学社）pp.147-153, 2007）

⑸ 中尾智博・神庭重信「強迫性障害の薬物療法」（原田誠一編『強迫性障害ハンドブック』（金剛出版）pp.204-227, 2006）

⑹ Denys D, van Megen HJ, van der Wee N, Westenberg HG: A double-blind switch study of paroxetine and venlafaxine in obsessive-compulsive disorder. *J Clin Psychiatry* 65: 37-43, 2004

⑺ Dell'Osso B, Nestadt G, Allen A, Hollander E: Serotonin-norepinephrine reuptake inhibitors in the treatment of obsessive-compulsive disorder: A critical review. *J Clin Psychiatry* 67: 600-610, 2006

⑻ Geller DA, Biederman J, Stewart SE, Mullin B, Martin A, Spencer T, Faraone SV: Which SSRI? A meta-analysis of pharmacotherapy trials in pediatric obsessive-compulsive disorder. *Am J Psychiatry* 160: 1919-1928,

2003

⑼ March JS, Frances A, Carpenter D, Kahn DA: Treatment of obsessive-compulsive disorder: The Expert Consensus Panel for obsessive-compulsive disorder. *J Clin Psychiatry* 58 (Suppl 4): 2-72, 1997

⑽ Schruers K, Konig K, Luermans J, Haack MJ, Griez E: Obsessive-compulsive disorder: a critical review of therapeutic perspectives. *Acts Psychiatr Scand* 111: 261-271, 2005

⑾ 黒木俊秀「非定型抗精神病薬の非定型的適用のエビデンス」（臨床精神薬理　10: 973-981, 2007）

⑿ Bloch MH, Landeros-Weisenberger A, Kelmendi B, Coric V, Bracken MB, Leckman JF: A systematic review: antipsychotic augmentation with treatment refractory obsessive-compulsive disorder. *Mol Psychiatry* 11: 622-632, 2006

⒀ Dell'Osso B, Altamura AC, Allen A, Marazziti D, Hollander E: Epidemiologic and clinical updates on impulse control disorders: a critical review. *Eur Arch Psychiatry Clin Neurosci* 256: 464-475, 2006

4　森田療法と認知行動療法

強迫性障害に対する有効な精神療法として、行動療法や認知行動療法も注目されている。認知行動療法（Cognitive Behavioral Therapy　以下ＣＢＴ）は、行動と認知という枠組みを用いて問題を理解し、介入する治療法であるが、行動を治療的に用いるなどの共通点があることから、森田療法との異同が検討されてきた。昨今は、「第三世代（第三の波）」のＣＢＴと呼ばれる、マインドフルネス認知療法やアクセプタンス&コミットメント・セラピー（Acceptance and Commitment Therapy　以下ＡＣＴ）も登場し、かなり森田療法に近いスタンスであることが指摘されている。

そこで、ここでは強迫性障害に対する治療として、まず従来のＣＢＴと森田療法との比較を、次いで「第三世代」のＣＢＴとの比較を行い、ＣＢＴと森田療法のそれぞれが何を変化させ、どのようにその変化を引き起こしているのかについて明らかにしたい。

◆強迫性障害に対する従来のＣＢＴ

まず、ミシガン大学不安障害クリニック（Anxiety Disorders Clinic）で行われていたＣＢＴのグループ療法に参加していた症例を紹介しよう。

■症例Ａ　21歳　男性（アメリカ人）不潔恐怖——

〈主訴〉汚物や細菌に対する恐れ、洗浄強迫行為

〈病歴〉大学入学後、食物に付着した細菌やトイレの汚物の汚れが気になるようになり、食物が触れたと思われる部分やトイレの扉などに触れることができず、手洗いを繰り返すようになった。また、食物に付着した細菌が体内に入り、病気になるのではないかとの不安も強い。精神科クリニックにて投薬治療を受けたものの、改善しないことからＣＢＴの専門クリニックを受診し、グループ治療に導入された。

病理の理解と治療目標

ＣＢＴでは不安を脅威に対する情動反応ととらえ、脅威に対する誤った認知や学習によって症状が形成されると考える。そして、症状は不安を回避する行動によって強化されるといった悪循環モデルで理解される。したがって治療目標は、こうした誤った学習や認知の修正と、症状の減弱、および恐怖感に対する適切な対処を可能にすることに据えられる。すなわち、刺激に対して病的な反応を示していたものを、適応的な反応がなされるよう修正を図るのであり、不安のコントロールを目指す治療ということができる。

治療的介入

治療的介入は、行動療法的アプローチと認知療法的アプローチに分けられるが、強迫性障害に対してはとくに、行動療法的アプローチの一つである曝露反応妨害法（exposure and response prevention）が有効とされている。曝露反応妨害法とは、強迫症状を生じさせている状況に長時間、持続的に直面しながら（曝露）、そこで生じる強迫衝動や不安感・不快感をそのままにして、強迫行為に移らないようにする（反応妨害）方法である。

これは、不安状況に直面し続ける（曝露）ことで不安が減弱するといった原理や、強迫行為を行わない状態を持続する（反応妨害）と、強迫行為を行いたい衝動が減弱するといった原理に基づいており、両者を同時に組み合わせることによって治療的効果を得ようとする方法である。こうした作用がセッションの中で生じることをセッション内 habituation（慣化）と呼び、不安の減弱がセッションを重ねるごとにも起こることをセッション間 habituation と呼ぶが、いずれにしても不安に慣れていく効果を期待しているものである。

治療の流れ

症例Aが導入されたグループ治療は全8回であり、各セッションの前半は認知行動療法の教育的プログラム、後半は曝露反応妨害法が行われた。具体的には、不安状況をリストアップし、不安の少ないものから順次直面することが求められるが、Aに対しては以下のような課題が設定された。

①ドライフーズ（ドライフルーツなど）をビニール袋に入れて常時持ち歩き、1日に10回、その袋で顔、唇、全身をなで回す。その後手洗いがしたくなっても我慢し、経時的に不安の程度を0～100の数値で記載する。

②1日に10回、ラップで包まれた生肉を触る（以下は同様）。

A　　　　　　B　　　　　　C

侵入思考 → 責任の評価 → 苦　痛 → 強迫行為（中和）

A：引き金となる出来事　　B：認知　　C：結果としての感情・行動

図４　強迫性障害の認知行動理論（Salkovskis 1985 を簡略化）

③１日に10回、トイレのドアノブを触る（以下は同様）、など。

こうした不安に直面する介入では、患者の動機づけが重要な鍵となる。実際Aも不安が強く、当初なかなか課題に取り組むことができなかった。その後、治療者や他のメンバーの励ましを支えに、徐々に課題に取り組むようになったものの、最終的に細菌感染による疾病不安に耐えることができず、人間ドックに入ったことが家族から報告された。動機づけの問題については、後で改めて取り上げたい。

ＣＢＴでは、こうした行動療法的アプローチに認知療法的アプローチを加えた介入も提唱されている。その代表的なものがサルコフスキスの認知行動理論である（図４）。通常認知療法では、出来事に対する認知が感情や行動を生むと理解し、歪んだ認知（認知的評価）が不適応的な感情や行動を生むと考える。サルコフスキスは、強迫観念は認知ではあるものの、感情や行動を直接規定する認知的評価ではなく、認知的評価を誘発する出来事として位置づけた。そして、生じた強迫観念に対する危険や責任の認知が不安や苦痛を生むと理解し、不安を中和しようとす

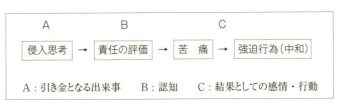

る安全希求行動が、いわゆる強迫行為という症状につながるとした。したがって治療では、ノーマライジングなどの方法によって、彼らの危険や責任の認知の妥当性を合理的に検証し、認知の内容を修正することによって症状の軽減を図っていく。こうした認知的介入を行いながら、曝露反応妨害法によって不安に対する慣化を促していくのである。

◆強迫性障害に対する森田療法

次に森田療法の症例を紹介しよう。

■症例B　32歳　女性　不潔恐怖・確認強迫——

〈主訴〉ＡＩＤＳ恐怖（血液、唾液、体液などが気になる）・ガスの栓や鍵が気になる

〈経過〉夫との2人暮らし。ＯＬ時代にゲイバーに連れて行かれた後、ＡＩＤＳになっていないかと不安になった。その後不安は消褪《しょうたい》していたが、2年前に結婚し家事を自分でやるようになってから、口をつけたものが汚いと感じ頻繁に手洗いをするようになった。また、あらゆる自分の行動を疑うようになり、洗浄強迫行為、確認行為から日常生活が困難となったため、自ら当科を受診した。

病理の理解と治療目標

森田療法では、神経症の病理を「とらわれ」（悪循環）として理解し、不安は、「より良く生きたい」という生の欲望と表裏一体のものと考える。すなわち、不安は自然な感情であるにもかかわらず、神経症者は過大な生の欲望ゆえに不安を排除しようと試み、ますます不安を増大させ、神経症に発展させると理解するのである。治療では、こうした「とらわれ」を明確にし、不安を健康な欲求から読み替えるとともに、これまでの努力が結局のところ望んでいた生活と逆の方向に作用していた事実を明らかにしていく。それゆえ治療目標は、不安とつきあいながら「とらわれ」を打破し、不安の背後にある欲求、Bの場合であれば「夫や家庭生活を大切にしたい、満足した生活を送りたい」という生の欲望を発揮していくことに据えられる。すなわち、森田療法は「あるがまま」の姿勢を身につけ、不安の受容を促す治療ということができるだろう。

治療的介入

(1) 治療前期

不安とつきあいつつ、必要な行動に関わるよう促す　治療前期では、不安とつきあいつつ必要な行動に関わるよう促すが、そこでは患者の欲求に則って、生活の質を向上させることに焦点が据えられる。これは、CBTの介入に見られる症状に対する焦点づけとは異なるものである。

とはいえ、当初から患者が強迫観念や強迫行為に駆られる不安とつきあうのは容易ではない。その際には、治療者が具体的な不安とのつきあい方を呈示することも必要となる。筆者が日常臨床で患者に伝えているポイントは以下の通りである。①一拍置くこと、②時間を物差しにする、③分けること（想像上の不安と現実の不安、できることとできないこと）、④疑いながら進んでみる（曖昧な自分を拠り所にする）。これらは、行動療法の課題のように不安を惹起する状況や対象に限定したものではなく、個々の患者が不安に陥ったときに共通して心がける姿勢であり、次の行動に移るためのきっかけと言える。つまり、万全な状態にしてから動くのでなく、気持ちが悪いままに動いてみることによって感情が後から変化することを体験的に理解してもらうための身の処し方なのである。このように治療前期では、気になること自体は仕方がない（操作できない）が、そこでどうするかは自分の責任でできることとして、感情に対する態度を一貫して問いかけていくことがポイントである。

新たな体験の評価と深化　その上で治療者は、体験を通した患者の実感や達成感を深めていくが、そこでは患者の感情体験を重視していく。なかなか行動に踏み込めないときには「もったいない」などと伝え、患者のジレンマや悔しさに働きかけることも重要となる。Bの場合は、台所の片づけに手を出した際に、「はじめは不快感があったが、何日かたつと消えていくので、こんなふうにやればよいのかと思った。目的を考えたら動きやすくなった」と、感情が時間と共に流れていく事実を体験するとともに、気分ではなく、目的に目を向けることで動きやすくなることを体験した。さらに、苦手な旅行も「せっかくなら楽しみたい」という生の欲望を生かすことによって不安をそのままに置くことが可能となり、結果的に楽しめたという経験が得られたのである。また、人と交わりたいという欲求を自覚することで、友人を自宅に招待するといった新たな行動にも踏み出していった。このように、行動を通してつかんだ手応えをさらなる行動に生かせるよう、大いに評価し、深めていくのである。

⑵治療後期

性格病理（強迫的スタイル）の修正　不安や症状と少しつきあえるようになり、行動が広がりを見せると、徐々に患者の強迫的なスタイルが明らかになってくる。治療の後半では、こうした不適応的な関わり方を修正していくことが中心的テーマとなる。Ｂの場合も、体調の乱れや疲労という身体感覚の自覚が、あれもこれもと欲張りすぎる過剰な完璧主義を実感する契機になった。また趣味で始めた油絵の習い事では、先生のアドバイスを忠実に守ろうと細部にこだわり、何を描きたいのかといった全体が見えていないことに気づいたと述べ、体験を通して自分自身への気づきを深めていった。

このように、治療の後半では不安や症状のみならず、思い通りにいかない事実や不全感を受け止めつつ、そこでどのように振る舞うかを問いかけていく。これは結局のところ、いかに生きるかという自己実現を促す関わりである。この意味で、森田療法は生き方を問う治療と言うことができるのである。

◆従来のCBTと森田療法の比較

表1に示したように、CBTも森田療法も症状の発展に悪循環を想定する点、行動を治療的に扱う点、不安状況への直面化を行う点が共通している。しかしながら、不安の理解の仕方が治療目標の違い（不安のコントロールか受容か）や、不安軽減のプロセスの違いにつながっていた。CBTでは、不安状況に直接的、段階的に直面化させるが、森田療法ではあくまでも生活の充実を焦点に置き、その中でおのずと不安とつきあうように促していく。そして、CBTのように、論理的・実証的に認知を修正するのではなく、体験を通した実感や気づきを重視し、慈恵医大第三病院中村敬教授も指摘しているようにボトムアップ式の方法を取ることが特徴的である。さらに、症状の軽減のみならず、患者の自己実現を視野に入れていることが大きな違

表１　従来の認知行動療法と森田療法

		認知行動療法	森 田 療 法
共通点		症状の発展に悪循環を想定 行動を治療的に扱う 不安状況への直面化	症状の発展に悪循環を想定 行動を治療的に扱う 不安状況への直面化
相違点	不安の理解	誤った学習・認知の結果	不安は生の欲望と表裏一体
	治療目標	不安のコントロール	不安の受容、「あるがまま」
	認知の修正方法	論理的／実証的	身体的／体験的 体験による認知を跡付ける ボトムアップ式（中村）
	不安軽減のプロセス	不安状況（症状）に直面化（ダイレクト） 具体的・段階的な課題設定	生活の充実を図る →不安とつきあう（直面） 症状の軽減に留まらず生き方を問う（自己実現）

いと言えるだろう。

このように、CBTでは、認知の再構成も含め、学習という概念がキーワードとなる。そこには、現在のやり方を封じ込め、新たな学習をさせるといった流れがあるわけだが、それを達成するためには、飯倉康郎氏も指摘しているように動機づけが重要な要素となる。強迫性障害の多くは、自分のやり方に固執しやすいと言えるが、そうしたときに、どのように行動へのモチベーションを高めていくのであろうか。森田療法では生の欲望を行動への原動力にしていくが、従来のCBTではそうした点が技法上あまり明確になっていない印象がある。

一方、森田療法のキーワードは、転換と受容と言えるだろう。転換とは、エネルギーの方向性を変えることによって症状からの脱中心化を図る点である。すなわち、当初は「こうありたい」という強い生の欲望が不安を排除することにのみ作用していたものを、欲求を建設的に発揮するという方向に転換していくのである。このように森田療法では、不安とつきあう姿勢を促すことと、生の欲望を原動力に外界への関与を促すことを同時に行うことによって、こうした転換を図る点が特徴である。

さらに、こうした転換のプロセスの中で、不安のみならずさまざまな感情を受け止めるといった受容が、徐々に深まっていくと言えるだろう。

◆第三世代のＣＢＴと森田療法

では、第三世代と呼ばれるＣＢＴとの異同はどうであろうか。スコットらが行った強迫性障害に対するMindfulness-and Acceptance-based Behavior Therapy（ＭＡＢＴ）では、曝露反応妨害法に、マインドフルネス・アクセプタンス・アプローチを加える介入を行っている。そこでは、強迫観念を回避したりコントロールしようとする姿勢が症状を増悪させると考え、強迫観念を無理に変化させずに思考や感情に注意を向け、あるものとして認めるよう促していく（マインドフルネス）。そして、「白熊」という言葉から患者が自然とそれをイメージしてしまうことや、考えないようにしてもそれが浮上してしまうことなどのエクササイズを通して、思考は事実ではないことやコントロールできないことに気づかせる。さらに、「いじめっこ」などのメタファーを使いながら、コントロールできない強迫観念を回避するのではなく、できることを行うよう促していくのである。

こうしてみると、森田療法とＭＡＢＴでは現実をありのままに認め、思考や感情に価値判断をおかずにそのまま受けとめることを促す、といった受容モデルを基盤に置いていることは共通する。しかしＭＡＢＴでは、面談によるエクササイズを通して「受容」を説得していくのに対し、森田療法では、日常生活や行動を実践していくなかで思考や感情がおのずから変化することを体験し、こうした身体を通した実感によって受容が進んでいくことから、受容のプロセスでは違いがあると言える。こうして考えてみると、一見共通しているように見える「受容」という要素は、果たして同じものを意味しているのだろうか。

森田療法における「あるがまま」とは、二つのメッセージを含んでいる。一つは、森田が「夏は暑い、嫌なことは気になる、何とも仕方がない」と述べたように、不安も事実として受けとめることである。もう一つは、生の欲望にしたがって試行錯誤する姿勢であり、それは理屈からではない、感じから出発する行動であるとしている。こうした二つのメッセージのもと、日常生活への関与を促していくなかで、患者は喜びや達成感、気分の変化などさまざまなことを実感し、周囲に注意が向くことで、また新たな気づきを得るようになる。このように、動きや体験を通して心が自由自在に流転・適応していく様を、森田は「無所住心」と呼び、これこそがとらわれからの脱出であると述べた。

森田療法における「とらわれの打破」は、身体を通した自然な転換によってもたらされるものである。森田療法では、行動することが生の欲望の発揮であると同時に、不安の受容でもある。そしてこれらが同時進行的になされることによって、転換が可能となるのである。たとえば症例Bは、身体感覚から自らのやり方の簡略化を試みるようになった。また別の不完全恐怖の症例は、確認行為に長時間要している自分を惨《みじ》めだと実感したことから、ようやくそれを切り上げる方向に動きだした。つまり、両者ともに、不快な感情を避ける行為が、結局のところより不快感を強めていたという事実を実感したのである。このような実体験を通して、ようやくその不毛な行為を手放すことができると思われる。それは、彼らが追及していた「納得」ではなく、「二の次」にできる感覚である。このように、不安やさまざまな感情をそのまま受けとめることは、症状に閉じられた視界が開放される契機となっている。こうした身体を通した実感や体験は、認知行動療法で学習するような「不安に慣れる」感覚ではなく、「不安はあっても何とかなる」感覚であり、また本来自分を生かすところは別のところにあったことに気づく感覚と言える。これは、「目からうろこ」、「腑におちる」といった実感に近いものと言えるだろう。

◆森田療法とＭＡＢＴの比較

まとめとして、森田療法とＭＡＢＴを比較したい。これまで述べてきたように、森田療法とＭＡＢＴは問題を悪循環として理解し、不安をコントロールするのではなく、受容することを目指すという点で共通していた。

表2　森田療法とＭＡＢＴ

		森田療法	ＭＡＢＴ
共通点	問題の理解	悪循環機制 はからい→とらわれ	悪循環機制 コントロール（回避行動） →症状の持続
	不安に対する態度	受容モデル（あるがまま）	受容モデル
相違点	受容の手段	身体を通した実感／体験的理解	言葉による説明とエクササイズ
	受容のプロセス	行動を通した自然な転換（不安の受容と生の欲望に従って行動する姿勢が同時一体的に促進される）	意図的な転換（マインドフルネス、エクササイズ）
	行動原理	日常生活の実践	症状賦活状況への曝露・反応妨害

しかし、森田療法ではその手段を体験的理解に求めるのに対し、MABTでは言葉による説明とエクササイズによって行おうとする。それは、受容が自然な転換によってもたらされるのか、あるいは意図的な方法によるのかという受容のプロセスの違いにつながっていた。一般に強迫性障害の患者は、意識的に思考を操作しようとするあまり自縄自縛に陥っていく。それだけに森田療法では、「あるがままにならなければいけない」といった自己目的化、すなわち意図的に「受容」しようとすること自体が新たなとらわれになるというパラドックスを避けるため、患者の体験的自覚を重視してきたのである。

強迫性障害の治療について、森田療法と従来のCBT、そして第三世代のCBTの異同について述べた。新たなCBTの流れの中で、今回取り上げたMABTも森田療法に近い観点をもっていたが、受容を促すための介入方法には隔たりがあった。観念的な強迫者の構えをいかに修正するかは森田が最も苦心した点である。そこで生み出されたのが、生の欲望を原動力とした行動の広がりと、そこでの体験を通した実感によってなされる転換なのである。CBTにおいてもさまざまな技法が提唱されている今、二つの治療法の異同をさらに明らかにしていくことは、森田療法の独自性を明確にする上でも重要な作業と言えるだろう。

［久保田幹子］

Ⅱ

「強迫性障害」からの回復——その治療戦略をめぐって

1 入院森田療法――入院の枠組みと治療のポイント

強迫性障害の治療は一般に困難であり、治療も長期化することが多い。とくに、強迫症状のため通院が困難であったり、社会生活に大幅な支障をきたしているもの、あるいは患者の強迫行為に家族が巻き込まれ、家族全体が身動きがとれない状態に陥っている重症例では、外来治療を継続すること自体が難しい。こうした症例は入院治療の適応となる。そこでここでは、入院森田療法の枠組みと流れ、そして治療のポイントについて述べる。

◆入院森田療法における治療適否の判断と導入のポイント

治療適否の判断

入院森田療法を実施するには、ある程度の対象選択が必要となる。まず第一のポイントは症状が自我親和的か否かという点である。いかに非現実的な強迫観念であっても、患者自身がその馬鹿馬鹿しさを多少なりとも自覚していれば治療の可能性はあると言える。かつて森田は、強迫行為を伴う強迫性障害をその衝動性および内省性の乏しさから「意志薄弱」と呼び、治療対象から除外した。しかし、昨今強迫観念のみの強迫性障害は稀であり、強迫行為を伴うケースを治療対象から外すことは現実的に難しい。したがって、強迫行為を伴う症例であっても、症状に対する不合理感が多少なりとも認められれば、治療に導入し、さまざまな工夫を試みることは必要である。ただし、自らの強迫症状への葛藤がほとんど認められず、平然と強迫行為を繰り返すようなケースの場合、他の精神療法同様、その適応は困難である。

もう一つのポイントは、現在の状態を何とか打開したいと患者自身が考えているか否か、といった治療意欲の点である。とくに、不安の軽減のために、家族にまで強迫行為を強要し、それを当然のことと見なしているケースの場合、不安の解決を自ら引き受けず、他者にあずけてしまっていることから治療のモチベーションは低いと考えられる。こうした症例には、治療導入に時間をかけ、家族への介入も含めた関わりが必須である。とくに、不安に圧倒された際に、周囲を支配するために自殺の脅しを繰り返すような衝動コントロールの悪いケースの場合、治療の場そのものを破壊する恐れもあるため、その導入にはかなり慎重を要する。

しかしながら、その他の神経症の範疇にある強迫性障害は、原則として森田療法の対象となりうる。とくに症状の焦点が比較的明確で自我違和的であり、他の患者を巻き込む可能性が少ないものは、早期の治療導入が可能である。逆にこれらの特徴が曖昧なもの、あるいは治療意欲の不十分なものには入院前に一定の治療導入期を置き、森田療法の理解を深め治療意欲を高めることや、治療の枠組みを明確にするなどの準備が必要となる。

これらのことを踏まえた上で、治療導入および入院治療もしくは外来治療といった治療の方向性を決定する。一般的には、社会適応がある程度保たれており、日常生活の中で関わり方の修正を試みることが可能なもの、そして治療者との面接や日記を通して自分の生活ぶりを言語化できるものが外来治療の対象となる。逆に強迫症状のために通院そのものが困難であったり、日常生活に大幅な支障をきたしているものは入院治療に導入することが望ましい。

治療導入のポイント

治療導入においては、まず患者の訴えに耳を傾け、その辛さに共感するとともに、不安を排除しようとしてきた患者の姿勢を「何とかしようとする必死の努力」として認めていく。その上で、今の苦しみを〈とらわれ（悪循環）〉として理解し、不安を何とか消そうとする試みが、逆にそれを強めている事実を伝えていく。さらに治療者は、患者の恐れの背後には「安全でありたい」という欲求があり、万全な状態を求めるからこそ、それが脅かされる事態を過剰に恐れていること、そして不安と欲求は表裏一体の関係にあり、どちらも自然な感情であるために、一方のみを排除することは不可能であると伝えていくのである。

こうした理解を、患者の実感に近づけるために、「不安を取り除こうとして、結局望んでいた生活に近づいただろうか？」と問いかけてみるのも良いだろう。その上で治療者は新たな目標を提示していく。すなわち、これまでのように不安を避けるのではなく、それとつきあいつつ行動に踏み込んでいくこと、そして本来の欲求や完全欲を生かす関わりを探ることが目標であると確認をするのである。これは、あくまでも治療の主体は患者自身にあることを徹底するものであり、「不安の消失」というような治療に対する幻想的、魔術的な期待をより現実的な動機に修正することを意図している。また「入院さえすれば……」と他力本願の姿勢が認められたり、治療の場に逃げ込むことによって問題解決を図ろうとする場合、治療目標の共有は必須である。こうした治療目標に患者が同意し、入院治療を選択した時点で、治療契約が成立する。

◆入院治療の流れと各期の介入のポイント

入院治療は絶対臥褥期、軽作業期、作業期、社会復帰期の4期に分かれており、段階的に作業や他者との関わり、行動範囲が広がるように設定されている。図5は入院治療の流れを示したものである。

治療の場と集団

治療の場は、症状は異なっても同じように悩み、その解決を目的に入院した患者集団によって構成される。そこでは、お互いの症状について語ることは禁じられており、軽作業期以降は、症状の内容や不安の程度、得手不得手にかかわらず、同じように日常生活に必要な行動や作業に取り組むことが課せられる。すなわち、患者全員が平等に病棟生活の役割を担うことが治療の約束事になるのである。また、不安や気分に振りまわされず、一日のスケジュールに則って生活を送ることが求められる。

こうした治療の枠組みの中で、患者は仲間の存在や治療者・看護師の共感的関わりといった治療の場の受容的雰囲気に支えられながら、徐々に集団の作業を中心とした生活に足を踏み入

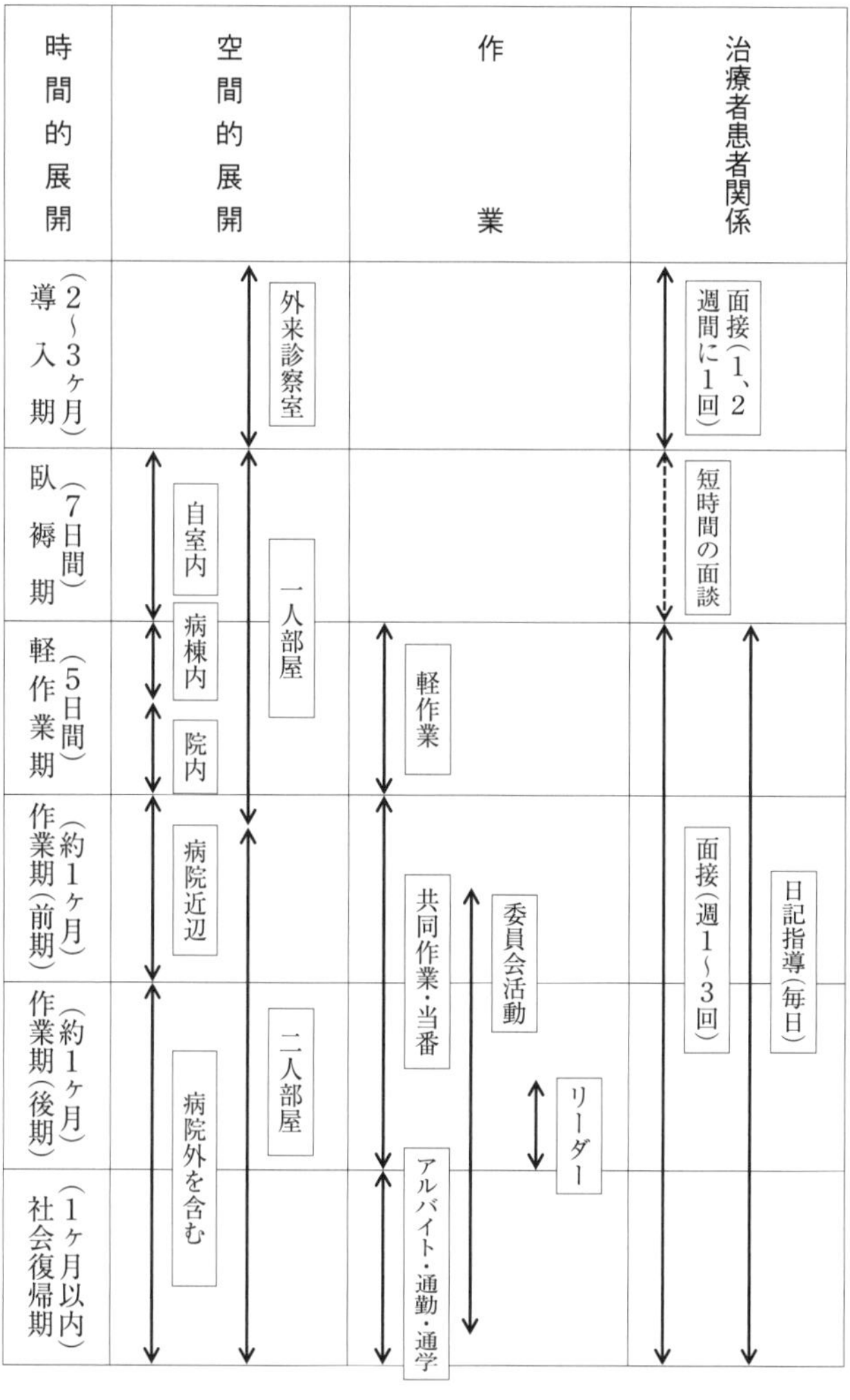

図5　入院森田療法における時間的・空間的セッティングと治療の流れ
（慈恵医大森田療法センター）

れていくのである。では次に、治療の流れを追いながら、各期の課題と患者の体験、治療のポイントについて述べる。

治療各期の課題と介入のポイント

(1)絶対臥褥《がじょく》期

原則的に7日間、食事、洗面、排便を除いて一日中臥床し、「不安やさまざまな考えが浮かんでもそのままにしておく」ことが指示される。その中で、不安が軽減する事実を体験的に理解し、活動欲の高まりを経験することがこの時期の課題である。症状との闘いに疲れきっている患者は、「何もしないで良いこと」にまず安心感を覚える。その後患者は、症状にとらわれたり、治療に対する不安・疑問に悩むようになるが、治療者は、不安はそのままに臥褥を続けるよう励ます。たとえば不潔恐怖の患者がトイレの後に不安が高まり洗浄行為を希望したとしても、臥褥中の入浴やはからい行為は禁止されるため、否が応でも不安とつきあわざるを得なくなる。患者は不安の解決のためにあれこれ考え続けることに疲れ、納得した答えを出すことを諦めていく。すなわち徹底的に「とらわれしめる」ことにより、知的操作の無力さと感情はそのままに放任すれば自然に消失する事実を体験していくのである。そして臥褥最後の入浴の気持ちよさを改めて実感するなど、これまで忘れていた自然な感情を再体験していく。とくに強迫者は不安を頭で処理しようとする傾向が強いだけに、治療者のあえて「問わない」姿勢が、彼らの観念による防衛の行き詰まりと自然な欲求への気づきを促すと言える。

(2) 軽作業期

軽作業期（起床後5日間）は、周囲の観察が主となり、この時期から日記指導も始まる。臥褥によって活動欲の高まりを経験した患者は、少しずつ外界と触れ合ううちに、これまで忘れていた新鮮な感動や興味を覚えるようになる。この時期はまだ行動範囲は制限されるが、そうした適度な欲求不満状態におかれることで、さらに「もっと何かしたい」といった自らの活動欲が自覚されていく。いわば隔離された環境で、少しずつ生活を立て直しながら、心身の自発的活動を促す時期である。

強迫行為を伴う強迫性障害の場合、行動を制限される臥褥期よりも、行動を促され関わる中で不安が強まり、強迫行為が増悪しやすい。治療者は、まず患者の不安に対し「はじめは誰しも不安なもの」と普遍化し、サポートすることによって不安の軽減を図ることが大切である。そしておずおずとでも作業に手を出す姿勢を支持し、治療の場への参与を促していく。

とはいえ、これまで自己不確実感に振りまわされていた患者が、当初から不安とつきあうことは容易ではない。とくに不安に圧倒されて身動きがとれなくなっている患者に対し、治療者が行動のみを促せば、患者の不安はますます強まり、治療は行き詰まる。それゆえ、治療初期には、治療者が具体的な不安とのつきあい方をアドバイスすることも必要である。

筆者が日頃伝えているポイントは、①一拍置くこと（すぐに気になることを解決しようとせず、一呼吸おいて、とりあえずできることに手を出してみる）、②時間を物差しにすること（誰にでも平等な時間を拠りどころにする）、③分けること（現実の不安と想像上の不安を分ける。「もしも〜」の不安は脇に置く）、④曖昧な自分を拠りどころにすること（完全を求めすぎて、逆に自分も信じられなくなっている。自分を取り戻すために、曖昧な自分を頼みに進んでみる）などである。これらはすべて次の行動に移るためのきっかけである。すなわち、万全な状態にしてから動くのではなく、たとえ決まりは悪くとも、そのまま動いてみることによって感情が後から変化していくことを体験的に理解するための身のこなし方と言える。完全を求めるがゆえに、自分の感覚自体が曖昧になっている患者に対しては、こうした具体的なアドバイスが助けになることは多い。

また、行動に踏み込むための動機づけとして、「確認しても結局苦しかったはず。同じ苦しみならば、今の生活が続く方と、自分の欲求に近づく方とどちらが良いだろう？」と問いかけたり、「この手探りが、必ずトンネルの出口につながる」、「自分を取り戻そう」などと励ますことも必要だろう。いずれにせよ、患者自身が新しい関わり方をすることで、何かが変わるかもしれないという希望を、おぼろげながらでも見いだせるかどうかは、この時期の重要なポイントになる。

非常に自己不確実感が強く、確認を執拗に求めるようなケースの場合、治療初期は、ある程度治療者が依存を容認し、安全感を保証することも必要である。その場合には、何を、誰に、どこまで依存してよいかを明確にし、他の治療スタッフも含めて同じような対応が維持できるようにしなければならない。こうしたスタッフの役割とその意義については、後に改めて触れてみたい。

(3) 作業期

作業期に入ると、患者は先輩患者に教えられながら、見よう見まねで作業に取り組み、症状がありながらも何とかやり遂げる経験をしていく。そこでの達成感がさらなる行動への欲求を生み、患者は次第に生き生きと活動的になる。この時期も、治療者は一貫して、症状はそのままに作業に向かう姿勢を支えていく。患者は、治療者の励ましを支えに作業や集団（他の患者）と関わろうとするが、それとともに患者のあり方も露《あら》わになってくる。作業期前期でよく見受けられるものが、不安・不快なものを強引に、あるいは巧みに回避し、自分流のやり方を押し通そうとする姿勢である。患者は苦手な役割を避けたり、強迫行為のために病棟のスケジュールに遅れるが、自らの姿勢に対する問題意識は乏しく、次第に他の患者の反感を買うことになる。まさに治療構造がもつ時間的枠組みや集団の機能が患者の病理を浮き彫りにするのである。こうした事態を治療者は見逃さず、患者のあり方を取り上げることが、治療を促すポイントになる。当初患者は、「わかっていても不安でできない」と症状の辛さを訴えたり、「周囲にわかってもらえない」と被害的、あるいは外罰的に反応するが、治療者は、不快な感情を排除しようとするやり方が、結局新たな不快感を生み出している事実を伝え、怒りや悔しさといった感情を新たな行動に踏み出す原動力にするよう後押しをしていくのである。こうした体験を通して、患者は少しずつ不安とつきあうことが可能になる。

作業期後期になると、患者の行動は広がりを見せるようになるが、それとともに作業や他者との関わりにおいて特有のあり方が浮上してくる。これがまさに強迫症状を生み出した不適応的な関わりであり、患者の性格病理（強迫の病理）ということができる。具体的には、思った通りに仕事を進めようと考え、周囲に対して支配的になったり、逆に他人に任せられずに仕事を背負い込んでしまう態度などが挙げられる。これは結局、受けとめがたい感情を排除しようとするこれまでの姿勢と一致するものと言える。治療者は、こうした現象を具体的に取り上げ、自己・他者、作業を思い通りにしようとする過剰な要求を諦め、事実を受け止めつつ、完全欲をどこに生かすべきかを問いかけていく。すなわち、「できないこと」はそのまま受け止め、「できること」に力を注ぐよう促すのである。患者は、行き詰まりと試行錯誤の繰り返しの中で、少しずつ自らの支配性や自己中心的態度に気づくとともに、さまざまな感情とつきあいつつ、本来の欲求を生かすべく新たな手探りを始めるようになる。

(4) 社会復帰期

社会復帰期では、自らの不適応的な関わり方の体験的理解を深め、実生活に繋げていくことが求められる。とくに不潔恐怖症例などでは、治療の場では症状が改善しても、自宅に戻ると元の木阿弥《もくあみ》になることも少なくない。そこで社会復帰期では、外泊などを織り交ぜながら、自宅での生活状況を確認し、また家族に対する巻き込みが見られる場合は、家族との関わり方にも留意しつつ、退院後の生活への橋渡しを行っていく。この時期、退院に対する不安から症状が増悪するケースもあるため、この時期の目的と期限設定を明確にする必要がある。何より、そうした万全への構えそのものが不安を強めること、それゆえ「曖昧さ」や「思い通りにならない事実・それに伴う感情」につきあうことが、一貫した目標であることを改めて共有していくのである。

◆入院森田療法の治療構造の意味

ここで今一度、治療構造の意味についてまとめておく。

まず、段階的に設定されている作業や役割は、患者が不安はありつつも踏み込むべき課題となる。こうした課題を一対一の治療者・患者関係の中で設定しようとすると、どうしても症状をめぐる攻防や綱引きに陥りやすい。しかし、必要な行動として直面化する役割を治療構造が担うことによって、こうした事態を避けることが可能になる。さらにそれは、すべての患者が平等に関わるものとして設定されていることから、気分本位の姿勢を封じやすいと言えるだろう。

もう一つは、時間的枠組みの役割である。一日のスケジュールが決められていることにより、気分とは別の尺度で行動せざるを得ず、こうした姿勢の積み重ねも気分本位の打破を促すと言える。

最後は集団の役割である。同じような悩みをもつ仲間は、患者にとって安心感につながり、行動の支えになる。しかし同時に、自己中心的な行動は集団生活の摩擦を生じさせるなど、患者のあり方を映し出す鏡の役割も果たす。

このように優れて構造化された治療の場は、患者の強迫的な在り方を浮き彫りにし、それを封じると同時に、本来の完全欲をどこにどのように生かすかを問い、さらにその実践を促す作用をもつ。それゆえ治療者は、治療の場における患者の関わり方や集団の力動をさまざまな角度から把握し、こだわるべきところと、そうでないところを具体的にアドバイスしていくことが重要と言えるだろう。

◆治療スタッフの対応

治療の場が機能するために欠かせないものとして、看護をはじめとする治療スタッフの対応がある。つまり、患者のあり方の把握と、その修正のための働きかけは、治療者以外のスタッフからも同じようになされてこそ、患者の強迫的なあり方の修正を図れるからである。とりわけ強迫者は、自らの不全感を埋め合わせるために周囲を支配しようとしたり、不安の解消のために他者を巻き込むことが多い。そうしたあり方は、客観的に見えやすい場合もあれば、巧みで治療者からは見えにくい場合もある。また、不安や不快な感情を回避する姿勢に対して葛藤が乏しいだけに、個人面接で取り上げること自体が患者の抵抗を強める可能性もある。

治療の場で、まさにそうしたあり方が顕著になったときに（「今、ここで」）、看護や他の治療スタッフがその姿勢を指摘することは非常に有効である。具体的には、気分本位の姿勢を伝えつつ、時間や本来の目的に即して行動するよう促すのである。患者は、治療者からも、それ以外の他者からも同じ反応が返ってくることで、ようやく自分の関わり方の問題点に気づいたり、行き詰まりを実感することが可能になる。ただし、患者のあり方は第三者からの方が見えやすいだけに、その指摘を急いでしまうと反発を招いてしまう。また治療スタッフが、患者の姿勢をすぐに修正しようと、その行動をチェックしがちになるといった強迫性の連鎖も生じやすいため注意が必要である。いずれの場合も患者自身が行き詰まる時機が介入のタイミングと言えるだろう。患者の治療抵抗を避けるためにも、また治療者も含めたスタッフ間の一貫性を保つためにも、情報交換を密にし、チーム医療の意識をもつことが重要である。実際、治療者が気づかない視点を現場のスタッフがもっていることも多く、それらを取り入れることによって治療的視点は格段に広がるのである。

◆家族への介入のポイント

強迫性障害の場合、不安の解決のために家族を巻き込むケースは少なくない。その際の対応は、先に述べた治療スタッフの対応と重なるが、家族の場合、どうしても患者の不安を取り除くことが最善と考えがちである。とりわけ執拗に不安を訴える、また長時間の強迫行為によって生活が縛られている場合、家族自体も疲弊してくるため、その関わりは困難を極めるだろう。治療者は、不安を取り除くことが結局症状の増悪を招くことはあっても、本質的な解決にはつながらないことを充分に説明し、家族本来の生活を取り戻すよう促していく。

入院治療の場合、導入時と退院後の関わりについてアドバイスをしていくことになるが、家族が患者のどのような行動パターンに困っているのかを具体的に取り上げげつつ、つきあうところと、つきあわないところの区別をつけ、それを実践できるよう支えていくことが必要である。とくに退院前には、社会復帰期の段階で外泊期間を設け、患者と家族との関わり方を見ながら修正を図り、退院後の生活へと繋げていくことが重要となる。

＊

以上、強迫性障害に対する入院治療の枠組みと介入のポイントについて述べた。入院治療を必要とする強迫性障害は不安に圧倒されていることが多い。それゆえ、治療の動機づけのための介入、「こだわるところ」と「そのままにするところ」、あるいは「できること」と「できないこと」について具体的に介入することが必要になる。そして何より、治療の場や集団の機能を最大限に活用し、患者のあり方の気づきと修正を促していくことがポイントと言えよう。

［久保田幹子］

症例1　青年期に発症した不潔恐怖の男性

ここに紹介するのは27歳の男性、製薬会社に勤務するIさんである。来院した際の主訴は、「自分が化学薬品で汚れてしまうのではないか」というものであった。Iさんは一人っ子であった。両親がともに中学校の教師で厳格な人だったことから、しつけもとりわけ厳しかった。とくに、勉強には非常に厳しく、成績が少しでも下がると強く叱責されたという。そのため、小学校高学年頃から、「失敗してはいけない」という思いを強めていったのである。

しかし、そんな思いだけでなく、生来の負けず嫌いの性格も相まって、勉学に励むことで学生時代の成績はいつでも上位を維持した。その後、努力が実って希望の大学に進学し、化学を専攻することとなった。大学生活は実験とレポートに追われる毎日であったという。教官に「評価されたい」という思いから、積極的に実験や授業に参加していった。ところが、その一方で、実験で薬品を扱う機会が増え、薬品の取り扱いにも非常に神経質になっていった。

その後、大学院を経て24歳のときに製薬会社に就職し、研究部門に配属となる。仕事は研究主体となり、多忙を極めた。そのため、ますます薬品の取り扱いに神経質になっていった。25

歳のときにたまたま研究中に劇薬の取り扱いを誤り、こぼして自分にかかってしまうというアクシデントがあった。それ以降、自分に劇薬が付着してしまい、決定的な過ちを犯してしまったという思いから、自分が危険な人間になってしまったのではないかという強迫観念が現れるようになった。

それからは薬品がすべて危険に思えて、研究を進めることができなくなってしまった。薬品が付着していないか、周囲の仲間や両親に何度も確認してもらいたがるようになった。また、自宅に戻ると入浴に数時間かけるようになった。26歳のときには完全に通勤することができなくなり、近所の精神科クリニックで薬物療法を受けるようになった。しかし症状の改善は認められず、他にもいくつかクリニックを受診したが結果はほぼ同じであった。その後、インターネットで森田療法のことを知り、この治療でどうにかしたいという思いから、27歳時に当院を受診している。

初診時、Iさんの両手肌は長年の洗浄行為から荒れ放題だった。さらに、自分の体が危険であると感じ、触れることができないために、髪の毛は伸び放題であった。診察のなかで、「薬品が付着しているのではないかという強迫観念から手を何度も洗ったが、余計に気になって、洗浄行為を止めることができなくなってしまった」と語った。しかし一方で、強迫症状を改善し、「どうにかしたい」という思いも強く抱いていた。つまり、ただ強迫症状に押しつぶされているだけの生活に、心の底から納得はしていなかったのである。そのため、入院の意思を確認したうえで、数回の外来診察を経たのちに入院となった。

臥褥期

臥褥中、「自分が劇薬を撒き散らしてしまったのではないか」という強迫観念のあまり、床の些細なシミでも除菌クリーナーで拭こうとする強迫行為が認められた。治療者が部屋を訪れると、シミが安全であるか否かの確認を幾度となく強く求めてきた。治療者は、ひとまず「大丈夫である」といった保証を与えた後、「不完全であっても臥褥の姿勢を保つように」と伝え返していった。

軽作業期

起床初日から入院生活に対する不安、恐怖から強迫症状が顕著になった。とくに「こんなにも危険である自分が他の入院患者に迷惑をかけていないだろうか」などの不安を面接で語った。その一方で、「症状のために他の患者のようにうまく振る舞えないことがとても悲しい」という思いも語られた。治療者は、その辛い心境を汲み取ったうえで、「他の患者と同様に振る舞うことが大切だとは思わない。むしろ失敗しても良いから、まずは目の前の作業に着手してみよう」と伝え、少しずつ行動を促していった。その後、Iさんは木彫り作業で「希望」という文字を彫った。確認行為で作業が停滞することはあったものの、期日までに無事やり終えることができた。「たいした出来栄えではない」と口にするIさんに対し、治療者は「辛い状況下でもやり抜いた事実が大切である」と伝え、評価していった。

作業期

起床6日目から作業期に入り、先輩患者とともにいくつかの作業に参加することとなった。Iさんはこのときも不安を強く募らせ、「とうていみんなと集団生活を送ることはできない。大丈夫だろうか？」などと面接で訴えた。治療者は、「まずはやってみないと始まらない。食わず嫌いにならずにやってみよう」と伝え、迷うIさんを後押ししていった。その後、不安であっても徐々に作業に参加し、病棟の生活リズムに沿って行動するようになっていった。それまで2～3時間を要していた入浴も、他の患者に迷惑がかかるという思いから手短にすませようとする努力が認められたのである。治療者はこのことを取り上げ、「まわりの状況を考えて動く。これこそ目的本位ではないか」と述べ、Iさんの行動を評価していった。

起床20日目に動物の世話係となった。動物を育てることの経験がまったくなかったIさんにとって、最初は戸惑いの連続であった。しかし、動物と接するなかで、なついてくる姿に喜びも感じるようになった。その後、自分なりに気づいた点を作業に反映させ、工夫を凝らすようになっていった。とくに病気になった生きものに対して、「どんな対応が良いか」と思案し、他の患者にも自分の対応法を提案する積極的な姿が認められた。そのため、次第に周囲からも一目置かれるようになっていった。

この頃、面接などで見せるIさんの表情には、どことなく柔和になった印象が感じられた。治療者は、症状のなかで試行錯誤しながら生活を豊かにしようとする姿勢を、大いに評価し支持していった。

しかし経過中、問題がまったくないわけではなかった。というのもIさんは、作業の内容が自分にとって危険であるかどうかということで、選り好みする傾向があったからである。とくに農薬を扱う植物の作業では、「薬品が人体に安全であるのか?」といった心配を過剰に募らせ、周囲に確認を求めることがしばしば認められた。治療者は、このような姿勢に対して、「絶対の安全を求めることが大切なのではない。むしろ病害虫に喘いでいる植物をいかにいたわり愛《め》でるかが大切である」と伝え返し、万全であることにとらわれる姿勢に水をかけていった。

以後、Iさんは、意識的に苦手な作業にも参加するようになった。次第に生活の活動範囲も広がり、起床約60日目に、今まで症状でできなかった散髪を床屋で行った。Iさんは「初めて自分の体を労《いたわ》ることができた」と、晴れやかな姿で治療者にその思いを語った。

起床70日目には、それまでの取り組みから動物担当の責任者になった。Iさんは、全体をまとめようと意気込み、動物担当者全員に生きものの維持管理の徹底を図っていった。餌のやり方ひとつとっても、動物をきちんと観察し、きめ細やかな対応が随所で認められた。

しかし、その一方で、作業が自分の思うように進まないと苛立ちを見せるようにもなったのである。良い意見を述べるものの、他者を論破しようとするあまり、患者間でぶつかることも認められるようになった。このときIさんは面接で、「自分の意見を他の患者に受け入れてもらえなかったのはとても残念で、悔しい」と語った。つまり、Iさんは自分の意のままに作業を進めてこそ、良い作業であると考えていた節があるのである。

そのため治療者は、何ごとも思ったようにいかないと納得しないIさんの態度を取り上げ、「自分のやり方を一方的に他の患者に押しつけることは、意にそわないものを排除しようとしていることにほかならない」と伝えていった。しかし、その上で治療者はIさんの悔しさにも触れ、「この気持ちを生かしてこそ係としての活動である。ぜひ、ひとり相撲にならないでみんなと相談しながら、より良い活動を模索してほしい」と強調していった。

その後、Iさんは、うまく相談できず苛立ちを強めることがときおり認められたものの、試行錯誤しながら他の患者の提案を取り入れ、係の取りまとめ役を果たしていったのだった。I

さん自身、けっして満足のいく取り組みではないと語ったが、治療者は「納得いかない気持ちに流されず、責任者としてきちんと振る舞ったのだから、そこが一番大切なのだと思う」と述べ、彼の取り組みを大いに支持していった。

社会復帰期

動物責任者を終える頃になると、不潔恐怖や洗浄行為は認められるものの、入院当初に比べ生活が停滞することはめっきり少なくなった。このことを踏まえ、起床95日目に社会復帰期に入ることとなった。まず、直接会社側と復帰の時期などについて話し合うことを目標とし、外泊を行うこととした。しかし初めての外泊で、Iさんは会社と連絡を取ることができず、社会復帰に足踏みしてしまったのである。このことをのちの面接で取り上げると、「退院して、果たして自分が一人でやっていけるかとても不安になった。入院生活でまだやり残したことがあるのではないか?」とその思いを語った。治療者は「今の不安は退院という船出を前にして起こる自然な感情ではないか。入院当初、不安が渦巻くなかで自ら生活を作り出していったのだから、入院中の体験を自信にぜひ、大きな一歩を踏み出していってほしい」と伝え、Iさんの退院を後押ししていった。

このことを踏まえ、2回目の外泊では会社の人事担当と連絡をとり、具体的な復帰について話し合いが行われた。最終的に復帰の時期にめどが着いた段階で、起床約120日目にIさんは退院となった。退院の際、Iさんは「不安だらけであることに変わりはない。けれども不安はあっても行動ができるような感じがする」と語った。治療者は、「少々の失敗は成功の母である。存分に頑張ってほしい」と後押しした。

退院後の経過

退院後、Iさんは研究部門から事務部門に転属となった。けっして望んだ配置転換ではなかったが、心機一転、新しい仕事に取り組むこととなった。復帰当初、仕事のひとつひとつに「大丈夫だろうか」といった不安から強迫症状が募り、時に仕事が遅くなることがあった。しかしそんななかでも、入院で体験したことを振り返りながら、生活の立て直しに努めていった。その後、仕事にも慣れたことや、同僚に恵まれたこともあって、次第に強迫症状にとらわれることは少なくなっていった。現在Iさんは、「いつかは研究部門に戻りたい」と希望し、そんな彼の気持ちを支持しながら外来治療を継続している。

Iさんはどのように回復していったか

森田療法の治療の概要は、症状を排除しようするあまり、余計にそのことにとらわれる心理的悪循環の打破、そして症状の背後に隠れている「より良くありたい」と願う健康的な欲求の発揮にある。そのため、治療に導入する際、強迫性障害の患者の背後に、これらの心理的特徴の存在を治療者が確かめていくことが重要となる。

そういう視点で見ていくと、元来神経質であったIさんが劇薬の取り扱いに失敗してから、このことを決定的な失敗と見なし、以後症状にとらわれていく過程がよく理解できる。とくに症状の確認を親に求めようとした態度、そして自分を不快に感じるあまりそれを払拭《ふっしょく》しようとして何度も洗浄行為に及んだことなどは、結果として症状に対する「とらわれ」を助長していったことになる。

しかし一方で、Iさんは「どうにかしたい」という思いから、自ら入院療法を希望した。つまりこのことは、Iさんの中に症状に対する心理的悪循環だけでなく、「症状を克服して健康な生活を送りたい」といった、回復に対する強い欲求が存在していたことを意味するのである。

入院治療の前半では、治療者は症状に圧倒されるIさんの状況に配慮しながら、少しずつ病棟内の作業を行うよう促していった。それまで確認行為や洗浄強迫に生活の大半が費やされていたIさんにとって、入院生活は、症状に振りまわされ続けていた生活スタイルに風穴をあけるきっかけとなった。Iさんは、入院生活という避けられない現実を目《ま》の当たりにすることで、症状を抱えながらでも、少しずつ日常の作業や役割に着手していったのである。

その結果、Ｉさんは作業を通じて次第に動物の世話などに喜びを見いだしていくこととなった。つまり、症状を持ちながらでも、「健康的な生活を送りたい」という欲求が実際の生活で初めて生かされていったのである。

しかし、入院治療の後半では、これら欲求の発揮の仕方が問題となった。というのも、「より良くありたい」と願うＩさんの欲求が、いつしか「万全でありたい」といった欲求に置き換わっていったからである。このことは、自分の意見を通そうとするあまり、他の患者とぶつかり論破しようとする態度に見てとることができる。つまり、このような態度は、症状形成に至った、不都合なものを徹底的に排除しようとする姿勢と本質的に同じといえる。そのため、治療者はＩさんの取り組みそのものを直接取り上げ、「万全に固執する姿勢」から「思うようにいかない状況でも最善を尽くす姿勢」へと行動の転換を促していったのである。

このとき、行動の転換の原動力となったのが、Ｉさんの滲《にじ》ませた「悔しさ」であった。つまり、Ｉさんの現状に満足しない思いにこそ、向上発展を願って止まない、健康的な欲求が存在するのである。そのため、Ｉさんは、この悔しさを生かしながら、より良い作業を心がけていく必要があった。当然、このことは、Ｉさんに試行錯誤の体験を与えたことになる。しかし、このような体験を幾重にも積むことで、不快な感情を抱いたときでも、その感情に左右されない生活態度を育んでいったのである。つまり、このような態度を培《つちか》うことで、不安や恐怖などを受け入れる心の器を広げていったことになるのである。まさに、このことが、森田療法における回復のプロセスといえるだろう。

以上、Iさんの治療経過を用いて、入院森田療法の流れについて説明した。強迫症状の程度が著しく、社会生活を送ることが困難な場合、外来治療だけで症状の回復を図るには限界がある。そこで、入院治療では患者の行動スタイルや心理的特徴をそのまま扱いながら、健康的な欲求の発揮を促していく必要がある。さらには、入院という守られた環境のなかで、患者は症状を抱えながら、さまざまな行動に挑戦することが可能となるのである。これこそが、他の治療法にない入院森田療法の特徴といえよう。

［樋之口潤一郎］

症例2　思春期に発症した不完全恐怖の男性

不完全恐怖の思春期男性（19歳）に対して、入院森田療法を行った。以下に、その入院経過の報告および考察を行う。

生活歴

同胞3名の第二子として出生。家庭の事情で引越しをすることが数回あった。小学校時代からサッカーを始める。中学時代はサッカー部に入って一生懸命頑張ったという。一方でいじめも受けたという。高校入学後、当初はサッカー部が盛んでなかったこともあり部活には入らなかった。しかし、その後「高校時代という時期は一生に一度しかない」ということを強く意識するようになり、サッカー部に入部し、自分から友達に声をかけて人数を増やし、3年次にはキャプテンを務めた。大会での結果は良くなかったが「良い思い出」になったという。高卒後は学校からの紹介ではなく、自ら就職先を探し、工場に就職する。就職の頃に父親の病気が見つかり、父親は療養生活を送っていた。

現病歴

ある年の大雨のある日、職場の帰り道に、水たまりを車で走行中に大きな衝撃を受けたという。「自分は人を轢いてしまったのではないか」と不安になり何度も大雨の中、確認に戻った。以後、「歩いていても目に入ってきたものが何であったか」を確認するようになる。そのために以前のように前を見て歩くことができなくなり、やや下方を見て歩くようになった。当初は

「ほっておけば治る」と思っていたが、次第に「歩いているときに何か大事な物を落としてしまったのではないかと心配になり、確認行為に至る（不合理感を認める）」、「何か大事な物を捨ててしまうのではないかと心配になりゴミを捨てられない（部屋の中がゴミでいっぱいとなる）」、「頭の中が不安でいっぱいで、余裕がない状態」、さらにはそうした確認行為を母親にまで強要する形となり、生活は大きな支障を来すようになっていった。

時には前日の「仕事の帰り道」（車で通った道）が気になり（何か具体的なものが気になるというより、「何かが気になる」という状態）、朝早く起きて「大丈夫である」ことを確認に行き、疲労困憊する生活になっていった。

そのため仕事は辞めることになる。いくつもの精神科を受診し、一時は薬物療法が奏効した時期もあったが一進一退の状態であった。その翌年には、なかなか改善しない状況に苦慮して睡眠薬をまとめて20錠ほど過量服薬をしたこともあった。こうした治療経過の中で前年12月に父親が亡くなる。主治医より森田療法を紹介され、5月に入院森田療法を希望し当院を受診となる。受診は母親と一緒であった。

初診時の状態

内的な体験を言語化することは元来、得意ではない印象であった。こちらの質問に丁寧に答えるというより、「何でもいいから入院させてくれ」といった調子で、強迫的かつ一方的であった（母親も同様）。また、森田療法に関する理解も乏しかった。このことは、本人、母親らが入院森田療法に対して、非現実な万能的期待感を抱いていることを示唆すると同時に、治療者・患者関係は双方向的な関係性ではなく、彼らの要望を一方的にそのまま受け入れる形での入院導入となる事態が危惧された。こうした治療者・患者関係のまま入院導入をすることは、今後の治療展開に必ず不適切な影響を及ぼすことが懸念された。よって、森田療法について再度勉強するように促し、その上で、入院森田療法を希望するのであれば、再受診するように伝えた。こうした対応に母親は「何でこんなに困っているのに入院させてくれないのか」と憤りを露わにしていた。本人は筆者の言葉に不承不承ではあるが「本を読んでみる」と話していた。その後、筆者の外来日ではない日に、母親と共に敢えて受診し、入院となった（主治医は筆者となる）。

入院森田療法の前半期

臥褥期1～2日は普通に食事を摂っていた。しかし、3日目より食事量は極端に減った。その理由を「動いていないのでお腹がすかない」と話す。4日目には、腹痛を訴えるようになった。5日目には「すごい退屈で、じっとしていられない」、「もう耐えられない」と、強い焦燥感を伴った状態で話した。そのため、これ以上臥褥を継続することは困難と判断し、通常より2日早く臥褥を終了とした。

軽作業期では、臥褥期の様子が嘘のように元気に食事を摂る姿が認められた。木彫りを行った。面接では、①集団生活への不安、②外への買い出しなどに一人で行ったら、確認行為のために帰って来られないのではないかという不安、③加害恐怖（何事においても、自分が関わったものが他者に危害を加えてしまうのではないかと心配になる。そのため、すべてのものが自分の手から離れていくのが心配になる）、④自分の吸ったタバコを捨てられない（自分の捨てたタバコが火事でも起こしたらどうしよう）などを話していた。

作業期に入るにあたって、森田療法の理解不足を補う目的でその説明を行った。筆者は「あなたが万が一を恐れて何事も心配になり、確認行為をしてしまうのは、森田療法では『生の欲望』が大変に強いからだと考えます。つまり『より良く生きたい』という『生の欲望』が強ければ強いほど、『上手くいかなかったらどうしよう』という『不安（死の恐怖）』が生じるのは自然なことであると森田療法では理解します。人間には、『より良く生きたいという希望（生の欲望）』と、『上手くいかなかったらどうしようという不安（死の恐怖）』がいつも矛盾する形（表裏一体）で存在しているのです。そうした中で、あなたは、万が一の不安を解消するために、強迫観念のままに確認行為をしてきたことによって『とらわれ』を生み、悪循環の状態にあるのです。『より良く生きたい』という思いから確認行為に走ってしまうあなたの気持ちは理解できます。

しかし、あなたの現在の『より良く生きたい』という思いのままに確認行為をする行動は、かえってあなたの生活を袋小路に追い詰めてしまってはいないでしょうか。ここで大事なことは、確認したい気持ちのままに確認するのではなく、そうした不安感を抱えながら（気分本位ではなく）、確認をすることなく、目の前の必要な行動に取り組んでみることです（目的本位：不安に対する態度の転換）。こうした不安感は、時間の経過とともに必ず消失するものです。森田先生は、感情はこれをそのままに放任し、もしくはその自然発動のままに従えば、その経過は山形の曲線をなし、一昇り一降りして、ついには消失するものである、とおっしゃっています（感情の法則）。不安はそのままに、後ろ髪をひかれる気持ちのまま、必要な目の前の行動に取り組んでいるうちに、気がついたら不安はどこかにいってしまった、という体験ができればしめたものです。また、不安をどうにかしようと思えば思うほど、不安は増大するものです。『不安はそのままに』するときの例として、『空に浮かんでいる白い雲のようにぽっかりと不安を浮かべたままにする』と良いようです。不安に向いてしまっている注意と集中をしっかりと、目の前の必要な行動に転換することです。ここが大事です。何はともあれ、不安はそのままに、目の前の必要な行動に取り組んでみましょう。まずはそこからです」と伝えた。

ここで治療者が意図したのは、「生の欲望」の過大が不安（強迫観念）を生んでいるという理解を伝えることにあった。このことによって、彼を人間肯定的に眼差し、認識することが可能となる。西洋医学一般は、不安（強迫観念）を異物視し、排除除去することを治療目標とする。このとき患者は、不安が存在する自己をなんとか、不安の存在しない自己に変化することを求められる。不安の消失なくしては、生きていくことができない状態になっているのである。そうではなくて、「不安のままに」現実を生きる道筋を提示するのが森田療法の神髄である。筆者は、「生の欲望」の文脈で、彼を人間肯定的に認識しつつ、その上で、これまでの強迫観念のままに確認行為をしてきた行動が「とらわれ」を生み、悪循環の状態にあることを示唆したのであった。そして、その悪循環からの脱出の方途として、「不安（強迫観念）はそのままに、目の前の必要な行動に注意と集中を転換することが重要である」と伝えたのであった。こうした治療者のメッセージに彼は比較的、素直に耳を傾け、「実行してみたい」と話していた。

作業期に入ると「森田療法で良くなりたい」と語り、作業に一生懸命取り組む姿が認められた。彼が行動するときの様子は、やや下方を見ながら、大きな体を揺らしてドタドタと小走り気味であった。そうした行動は、視界に入るものを少なくすることを目的としていたようである。当初は何度も確認のために病院の廊下を行ったり来たりする姿が見られ、時にはそうした確認行為に疲弊してか頭痛や微熱が出現した時期もあった。しかし、ここでの生活に音をあげることはなく、黙々と頑張ろうとする姿があった。作業は、一つとして一人のためのものはなく、すべてが集団の生活のために収束される形となっている。それゆえ、「皆の食事に遅れては悪いので、確認したくても確認せずにストレッチャーを運ぶように努力している」と語るように、単に症状との格闘ではなく、「皆の食事に遅れては悪い」という大いなる目的のために確認行為を後回しにする姿が認められていた。こうした積み重ねにより、少しずつではあるが確認行為は減少していった。作業期に入って、ちょうど1ヶ月を過ぎた頃には、症状軽快も手伝ってか、「これが世界的に有名な森田療法かあ！」とふと悦に入ることを語っていた。

入院森田療法の後半期

症状軽快が見え始める頃より目立ってきたのは彼の神経質とは思えない「規範意識の乏しい態度」であった。当初、症状に苦慮していた頃には従順な態度を示していた主治医に対しても、「面接、今日はいらないっすヨ」と述べるのであった。半ば、症状が良くなりさえすれば何でも構わないといった様子であった。また、看護師の何気ない一言に「自分を馬鹿にした」と怒りをあらわに突然ドアを蹴飛ばしたり、嫌がる女性入院患者に執拗に言い寄る姿が認められた。彼の行動様式は、規範意識に乏しく、内的な体験を保持して、言語化するプロセスではなく、衝動性が優位の状態であった。

こうした状況において筆者は、いまいちど治療課題の再設定を彼と共に行った。つまりは症状軽快だけが治療課題ではなく、現在浮上している対人関係の問題、および感情の抱え方についても治療課題として設定する必要性を説明した。こうしたプロセスでは彼の言い分に十分に耳を傾けると同時に、一方で厳しく、「主治医が必要と判断すれば面接は行うものである」といった形で、ここでの「治療構造の明確化」を図っていった。これらは彼の「森田療法で良くなりたい」という「生の欲望」を前提に、明確に「ダメなものはダメである」ということを再三再四、伝えた経過であった。規範意識の内在化を図ったプロセスであった。

そうした主治医の姿勢に当初は、不満気に「何で自分だけ怒られなければならないのか」といった形で「怒り」を表出していた。しかし、一貫して、彼の怒りや不満を否定せずに、まずは十分に傾聴しつつ「自身に湧いてきた感情をまずは一旦抱えて、それからどうするかを考えること（森田が用いた「武士は三日待て」という土佐の格言を引用して、自らの感情へのつきあい方を指導した）」、「気分に左右されることなく、取り組むべき作業はしっかりと取り組むこと」を伝えた。また、彼が蹴飛ばして破壊したドアを筆者と彼とで共に修繕を行なった。筆者は「いかなる事態に対しても、まずは彼の主張を善悪の判断を抜きに傾聴し、その上で、対応の仕方を共に考える姿勢」の治療方針であった。

こうしたプロセスを経る中で、彼は「これからは新しい自分の始まりにしたい。やっぱりあいつはダメな奴だったと言われたくない」と語るようになり、自らの「生の欲望」に従って、再び黙々と作業に打ち込む姿が認められるようになった。入院2ヶ月を過ぎる頃になると「作業に打ち込んでいると症状はどこかにいってしまっている」と症状改善に対する率直な喜びを述べていた。また面接においても、当初は事実の指摘（直面化）を行うと、反抗的、拒絶的態度（つっぱった様子）を示し、「自分に落ち度はない」という主張を繰り返していた。

しかし、面接を重ねる中で、ポツリポツリと、彼自身が日々悩み、落ち込んでいることを吐露する場面が垣間見られるようになった。こうした自己の「弱さ」を吐露する姿への変貌は、前述にあるような筆者の①「彼が怒りを表出した際には、まずは彼の主張を善悪の判断を抜きに傾聴する態度」、および②「彼が怒りの時も、平静の時も、いずれの時もいつも変わらずに接する態度」、そして③「①、②の治療姿勢のもと、事実の直面化（事実唯真）を粘り強く行ったこと」が大きく寄与したと考えられる。彼なりに心のどこかで自己の態度が「改めるべき態度に相当する」ことは理解していたと思われる。しかし、素直に反省の態度を示すことは彼の現在のプライド（思春期心性）が許容しなかったのであろう。また、これまでの対人様式が「悪いことをした場合には即ち、理由なく怒られる」という体験様式しか知り得なかったことも想定される。ゆえに前述の治療的接近は、物事は結果だけで判断されるのではなく、そこに至る理由も勘案されること、つまりは一連のプロセスを言語的に明示することによって、他者からの理解を得ることが可能であるという体験をしたことになる。衝動性ではなく、言語を用いて説明し、他者からの理解を得るという必要性の学習である。また「破壊したドアの修繕を主治医・患者で共に行ったエピソード」は気分本位の行動を治療者と共に立て直す体験となったと言えよう。こうした一連の体験によって、これまでは「自己に反省すべき問題はない」という否認の様式をとっていたが、治療後半期になると、彼自ら「主治医に詫びたいことがある」と面接を申し出て、これまでの自分の態度がいかにわがままであったかをトツトツと語り、涙ながらに「先生は優しいから僕の言ったことは何でも聞いてくれたけど、これまでの僕の言い方は先生をすごく傷つけていたと思うんです。先生は、ただの先生と患者の関係としてだけではなく、真剣にひとりの人間として怒ってくれていたので、僕もひとりの人間として先生に申し訳ないと思ったので謝ります」と述べる姿が認められた。これは、これまでの自己の正当性ばかりを主張する姿から、自己の良い部分も悪い部分もどちらも等身大の自己の姿であると素直に認識すると同時に、他者への配慮をも顧慮する姿勢への変貌であった。症状の改善と、入院への満足感を語っての退院となった。

回復のプロセス

前半での作業に黙々と打ち込む姿は一生懸命そのもので、素直で従順な一面を示し高い治療意欲を物語っていた。その結果、症状軽快に至る中で「これが世界的に有名な森田療法かあ！」と悦に入る姿は「舞い上がり」と言って良い姿であろう。その後に顕在化してきたのは入院導入時に認められた「強迫的かつ独断的スタイル」であった。

彼の行動様式はパーソナリティ障害とまではいかないものの、いわゆる「キレル」パーソナリティであった。彼の「キレル」パーソナリティに筆者および看護師の治療スタッフは動揺を隠せず、病棟の治療構造も大きく揺さぶられていた。しかし、筆者は、「キレル」つまりは「怒り」そのものを「良い」とか「悪い」といった価値判断はせずに、「自身に湧いてきた感情をまずは一旦抱えて、それからどうするかを考えること」、「気分に左右されることなく、取り組むべき作業はしっかりと取り組むこと」を伝えた。また、できていることは最大限に共感的対応を行う治療方針で、入院という「場」の構造、看護師、主治医のチームで粘り強く対応し、治療構造の維持を図ると同時に規範意識の内在化を図った。その結果、「怒り」を衝動的に放散するプロセスを少しずつ本人自身が認識するようになり、「感情を抱えること」すなわち、感情を抱える「心の器」が以前より、しっかりとした「心の器」へと変容していったと言える。また最終的には、自己の正当性のみを主張する姿勢から、自己の良い部分も悪い部分もどちらも等身大の自己の姿であると素直に認識する姿勢へと変貌したプロセスであった。

こうした後半期のパーソナリティの陶冶に寄与したのは、森田正馬の人間観の視座であった。

森田本人が「生物はみなそれぞれ分に応じ、心身ともに念々刻々、その最良の方法による活動と営々の努力によって、実に永遠無窮の進化発展をしているように思われる」、「心ある人間の自然というものは、したい放題の自堕落ではなく、何かに成功したい、立派な人間になりたいというやむにやまれぬ憧れが人間のそのままの自然である。この自己の本性を自覚して本来の性情に従ってさえいけば決して無為になるようなことはない」、「人生は希望‐努力‐希望であると言っているように、森田正馬の人生観はあるがままの自己実現、希望‐努力‐希望で貫かれていた（藤田千尋）。森田の説は楽観的であると従来より指摘されるところであるが、極めて、森田は人間肯定的であり、人間存在に対する全幅の信頼を寄せていると言って良い。人間存在への信頼の念をおかずして、どうして治療をすすめることができようか。この森田の人間観によって、怒りを表出する他罰的な彼に対しても、信頼の念を寄せうる人間存在として認識し、治療を進めることができたのである。

また、森田療法における感情の理解、すなわち「人間の感情は自然なもので誰の責任でもなく、それはただ時に任せて放置するしかない。しかし、人間の行動は相当分自分の意志で行なえる（高良武久）」を基盤とした態度も有用であった。こうした論理的基盤により、治療者は「怒り」を抱く患者に対する善悪の価値判断から免責され、怒りの感情を抱いている事実を事実として指摘した上で、そうした感情をどのように抱え、行動していくかという態度の是正へと焦点づけすることが可能となった。治療者が、感情の善悪を判断し、それをどのように認識するかを治療の念頭におくと、自ずとその治療姿勢は、彼の存在を否定的認識を持って眼差すことになる。そうではなくて、怒りの感情を表出する彼をも、そのままに肯定的に認識し、その上で「現実の今、どのように行動するか」を問う治療姿勢が森田療法なのである。そのことが筆者の「いかなる事態に対しても、まずは彼の主張を善悪の判断を抜きに傾聴し、その上で、対応の仕方を共に考える治療姿勢」であった。

こうしたアプローチが可能となるのは、前述の高良武久の「感情」に関する言説および、「生の欲望」と「死の恐怖」が等根源的（中村敬）であるとする理解に象徴されるように、森田療法は、人間存在を「矛盾を内包した存在」として認識していることによる。それゆえに矛盾を絶対的に解決し、解答を得ようとするのではなく、矛盾を矛盾として内包しながら（矛盾のままに）現実の今を建設的に生き続けるそのさなかに、そこには矛盾を止揚した世界が展開されるのである。

［川上正憲］

症例　3　中年期に発症した不潔恐怖の女性

強迫性障害の女性の場合、思春期から青年期の比較的早期に発症する例と、結婚後、あるいは中年期に至って発症する遅発例の二つのタイプに大別され、そのタイプによって発症の契機や症状の背後にある問題も違ってくる。とりわけ中年期のケースでは、それまでの生き方が人生の折り返し地点に至って行き詰まり、発症に至ることも少なくない。それだけに、治療においては症状の軽減のみならず、これからの生き方や家族との関わり方についても扱う必要があるだろう。そこでここでは、中年期に発症し、症状のために家族にかなり依存していた女性の入院治療例を紹介し、治療のポイントと彼女の回復のプロセスについて述べてみたい。

入院まで

Hさんは、初診時48歳の主婦である。彼女の症状は便など不潔なものに対する恐れであり、汚いものがついたのではないかと気になるために、長時間手を洗ったり、確認をしなければいられない、というものであった。また、知らないうちに便器の中に手や足を触れてしまったのではないかという恐怖感も抱いていた。

Hさんは、3人同胞の第二子として生まれたが、元来潔癖で完全主義的な性格だったという。3歳下の妹がいつも母親に甘えていたため、彼女には母親に抱っこされた記憶がほとんどなかった。短大卒業後、21歳のときに、職場で知り合った現在の夫と比較的短い交際期間の後、結婚した。その後、二児をもうけるが、「子供が欲しくて結婚したようなもの」だったという。

結婚後、夫の転勤に伴い、5年間海外で生活するが、一時、戸締まりに神経質になったこともあった。帰国後はパートの仕事に就くが、その働きぶりから責任ある役割も任されていた。夫に対しては、結婚当初から「家庭を顧みない、子供のことはすべて自分任せで毎日パチンコ通い」などと不満を抱いており、一時は離婚を考えたこともあるが、結局は踏み切れずに断念した。

47歳の秋頃、娘がカウンセリングを受けていたことを知り、何も知らなかったことにショックを受けた。とくに娘から、「ずっと父親の愚痴ばかり聞かされ続けて、自分の悩みを打ち明けることなどできなかった」と訴えられ、自信を喪失し、自責的となった。またこの頃、息子の就職が決まり、息子が自分から離れていくことを実感して寂しさに襲われたという。さらに、それまで生き甲斐にしていた仕事も、職場の都合で退職することになった。

その翌年の春頃、髪の毛に車のタイヤの泥がついたように感じ、洗浄強迫行為が出現、入浴に3～4時間要するようになった。近所の精神科クリニックを受診し、薬物療法を開始したが、副作用がひどく中断した。この頃、デパートのトイレで急に便器に手を突っ込んでかき回したように感じ、それ以来トイレが恐くて近寄れなくなった。

その後、B病院で2週間の臥褥療法を受けて症状は一時的に軽減するも、退院後すぐに増悪して通院も困難となった。そこでその年の秋に当院を紹介され、しばらくの外来通院を経て、翌年の春に入院森田療法に導入された。入院前は症状のために外出や家事はほとんどできず、「知らない間に外に飛び出したのではないか」など自己不確実感が強いため、常に誰かをそばに付き添わせ、用便さえも家族に見てもらい、入浴は夫に身体を洗ってもらうほどの状態であった。

筆者は外来導入から治療を担当した。なお、入院前から、ロフェプラミン、トラゾドン、アルプラゾラムが投薬されており、入院中の処方はほとんど変更されていない。

Hさんは、便など不潔なものに対する恐怖心と、それに伴う洗浄強迫行為を主訴とする強迫性障害である。不潔恐怖症者の多くは外部から不潔なものが侵入してくることを恐れ、それを防御するといった受動的なパターンを示すのに対し、彼女の場合は、コントロールが利かなくなって自ら汚れの中に飛び込んでしまうといった、能動的なパターンを示していることが特徴的であった。またこうした症状のために、自分の身のまわりのことも家族の助けなしには成立しないほどに生活は破綻していた。言い換えれば、コントロールを失う不安を、症状を介した依存という形で他者をコントロールすることによって埋め合わせていたのかもしれない。

とはいえ、初診時のHさんが語った「このままでは、人生棒に振ってしまう……」という言葉から、何とか現状から抜け出したいという思いが窺われた。そこで治療者は、彼女の問題を〈とらわれ〉として理解し、「汚れを避けようとするために、より一層不潔に対する恐怖心が募って、かえって生活が窮屈になっているのではないか」と問いかけた。Hさんは「不安は募るばかりで苦しい」と語り、悪循環に陥っている事実を共有することができた。

しかしこの時点では、症状のためにかなり家族を巻き込んでいたことから、入院治療への導入として外来での準備期間を設けた。すなわち、「どうなりたいのか」という問いを重ねながら、Hさんの「人の手を借りずに人並みに日常生活が送りたい」という欲求に則って、身のまわりのことは自分で行うことを外来通院時の目標として設定したのである。具体的には、トイレに一人で入れるようになることなど、集団生活において必要な行動を目標に選び、彼女のモチベーションを高めるように関わった。その結果、入浴は依然として困難だったが、用便は何とか自分一人でこなせるようになったので、入院治療に導入となった。

臥褥期

臥褥当初は、自分の行動を忘れるのではないかと不安でノートに記載していたため、注意を受ける。また、手洗い中に他の患者から蹴られたように感じ、思わず「誰か蹴りましたか」などと確認することも多かった。治療者は、確認すればするほど疑いが強まることを伝え、自分を取り戻すためにも不安なまま臥褥を続けるよう促した。

軽作業期

はじめての単独での入浴は不安も強かったが、一大決心のもと何とか40分で切り上げることができた。しかし、皆の生活のペースについていけるかという不安が強かったため、作業の枠組みを緩《ゆる》やかな設定にして１００％を求めず、60％の実感を目安に次の行動に移るようアドバイスした。

作業期前期

作業には不安ながらも参加していたが、自己不確実感が強く、自らの実感に自信がもてないため、自分が知らない間に不潔なものを触ったのではないかと立ちつくすことが多かった。この時期は、目の前の不安とどうつきあうか、錯覚（便に触ったのではないか）に陥ったときにどう対処するかといった、現実生活への関わり方が中心的課題であった。「心もとないままに動くことから、自分の実感を取り戻すことができる」といった治療者の励ましに支えられながら、Hさんはいったん保留にすることで多少なりとも不安が軽減すること、一呼吸おいて考えてみると「そんな馬鹿なことをするはずがない」と思えることを体験し、少しずつ生活を立て直していった。

しかし起床60日目頃、動物委員になるなど役割が少しずつ増えるとともに、不安が再び強まり症状が増悪した。また過食傾向も出現し、これをきっかけにかつて過激なダイエットをしていたことが明らかになった。

起床75日目、些細なことを気にした後の不確実感から部屋の真ん中に立ちつくし、その際、大学時代に交際していた男性と結婚後もときどき会っていたこと、自分の留守中に夫がその男性からの手紙を見たらどうしようと考え、パニックになったことなどが打ち明けられた。この時期治療者は、症状の背後には夫への不満だけでなく、他の男性との交際に対する後ろめたさなどもあるのではないかと伝え、彼女はそうかもしれないと答えた。しかしここでは夫婦間の問題には触れておくにとどめ、Hさんの抑えていたさまざまな思いなどは、いずれ一緒に考えていこうと伝えた。

作業期後期

起床80日目頃、戸惑いつつも共同責任者の役割を果たし、「やればできる」と実感した。また、これまでは汚れを気にしてぎこちなかった動きも、徐々にスムースになった。病棟では「森田の母」と呼ばれ、若い患者から頼りにされるようになり、それにつれて生き生きと生活に取り組む姿が目立つようになった。この頃になると、だいぶ自分の実感を頼りに行動できるようになり、気になってもそれなりに流してしまえるようになっていった。

しかし起床１００日目、動物委員長になると、仕事はしっかりこなす一方で、「スリッパのまま自分が部屋に入ったのではないか」などと症状へのこだわりが強くなった。治療者は、Ｈさんのこれまでの行動を評価するとともに、納得するか否かではなく、何が大切なのか、どうしたいのかを問いかけるようにした。すなわち、目先の不安を優先するのか、それとも心の中のより良く生きたい気持ちを大切にするのかを問いかけ、Ｈさんの悔しさや前向きな欲求に働きかけるように心がけた。起床１２０日目、動物委員長を終了したとき、Ｈさんは「仕事は大変だったが、自信につながった」と振り返った。

社会復帰期

この時期は、退院後の生活の目途を立てるために何回かの外泊を設定した。外泊中は、多少の不安を伴いながらも、入院前のようにすべてを夫に託すことはなく、入浴や家事も何とか一人でこなすことができた。帰院後、Hさんは「一人の時間が長いので、どう過ごしたらいいか不安」と訴え、これまでの生活について「今までは子供が支えだった。しかしその子供が巣立ち、仕事も失い、生きる拠りどころをなくしたようだった」と語った。そこで治療者は、「これからどう生きていくか」を考えることが今後の課題であることを明確にした。

また、退院前に2回、夫婦合同面接を設定した。そのなかで、夫は「妻はもともときれい好き。ものごとを徹底的にやろうとする。意地を張る性質なので手をさしのべる気をなくしてしまう。かわいげがない」と述べたのに対し、Hさんは「頼んでもすぐにやってくれないので、自分がやったほうが早いと思っていた」と語り、夫婦間のコミュニケーションのズレが明らかになった。

そこで治療者は、問題点を明確にしながら、相互コミュニケーションの改善を図るよう関わった。入院時には症状に圧倒され、身だしなみにも気を遣うゆとりのなかったHさんであったが、症状が軽減するとともに外相にも注意を払う女性らしさを取り戻し、起床149日目に退院となった。

退院後の経過

退院後は日記指導を併用した外来森田療法を行った。Hさんは積極的に家事に取り組み、夕食を楽しみに帰ってくる夫や子供を励みに、料理にも精を出し、生活の幅を広げていった。しかし余裕が生まれると、逆に時間を持て余し、「このままこうして年老いていくのだろうか」という不安を抱くようになった。

また、退院当初はHさんを気遣い早めに帰宅していた夫も、Hさんが元気になるのを見るにつれて以前のパチンコ通いの生活に戻り始めたため、次第にHさんの不満が募るようになった。Hさんは自分なりに何か趣味を探そうとも考えたが、「何をやりたいのかわからない」と述べ、なかなか行動に移すことができなかった。そこで治療者は、「結局のところHさんの問題は『どう生きていくか』の不安であり、これを模索していくことが課題であろう」と明確化し、焦らずに長い目で考えていくこと、家の中だけでなく興味のあるものにはとりあえず手を出し試してみるよう促した。

夫との関係では、相変わらずのパチンコ通いにイライラを強めるとともに、夫の不合理な不機嫌に傷つき、返事もせずに出ていくのを見送った後は執拗に掃除に没頭することもあった。治療者は、「夫の長年の習性を変えることは難しい。何を求め、何をあきらめていくか。思うようにならないジレンマや不全感を、掃除で埋め合わせているようだ」と伝え、思いどおりにならない夫に対するさまざまな感情に振りまわされずに、それとつきあいながら、自分なりにできることを探るよう促していった。その際には、本当はどんな生活がしたいのか、どうなりたいのかを繰り返し問いかけ、本来の欲求を生かしていくよう伝えていった。

Hさんは、「確かに腹が立ったら一生懸命掃除をしていた。ストレス解消の方法を外に向けられなかった。夫が散らかしたものを片づけることで自己主張していた。裏切られた感じで、当てにしないようにしていた」と答えた。さらに、「娘が合気道を始め、そこで『この世に不浄でないものはあり得ない』という仏教の言葉を聞いてきた。あきらめるしかないのかなと思った」とも語った。

その後Hさんは、ようやく習いごと（手芸）に踏み出したが、元来の器用さもあってその個性的な作品が評価されるようになる。それとともに、他者との交流も広がり、作品制作に没頭するなかで強迫症状も薄れていった。作品で得た収入で夫と外食に行くなど、夫婦関係にも変化が見られ、症状も生活に支障をきたさない状態まで回復したので外来治療は終了となった。

Hさんの病理と治療のポイント

Hさんは、元来責任感が強くしっかり者で、完璧主義といった強迫的な性格傾向を有していた。しかし、発症前はこうした強迫性が建設的な方向に発揮されており、責任ある仕事を任され、彼女なりの生き甲斐を得ていたと言える。ただし、この達成感も一面では不全感の埋め合わせだった可能性があり、彼女自身が「子供が欲しいために結婚したようなもの」と回想しているように、その結婚生活は満足のいくものではなかったようである。実際Hさんは、仕事一筋で子育ては妻任せ、休日はパチンコに没頭する夫に長い間不満を抱いており、そのやり場のない思いを子育てや仕事、夫以外の男性との交際に向けることで、かろうじてバランスを保ってきたと言える。こうした危うい均衡が、娘の問題や息子の自立、失職といった事態に直面し、破綻をきたしたことは容易に想像できる。

Hさんの場合、多くの強迫者と異なり、情緒交流がスムースであった。治療者－患者関係の持ち方や他の患者との関わり方などからも、他者との密な関わりを求めているように思われたが、こうした交流を夫に対して求めながら得られず、行き詰まったと考えられる。こうして見ると、強迫症状はHさんの「かまわれたい」心性の現れとも言えるだろう。

さて、こうした強迫行為の著しい症例は、一般的に治療は困難と言われる。実際Hさんも、数カ所の治療機関を経ながら症状の改善に至らなかった。本治療では、先に述べたように、Hさんの辛さに共感し、受容的側面を強化しつつ、彼女が悪循環に陥っている確認行為を段階的に制限していった。これは、森田療法の「不安はそのままに必要な行動に踏み込む」といった行動重視の関わりを、緩やかな枠組みで行ったものである。とりわけHさんの場合、「知らない間に自分が不潔なものを触ったのではないか」というようなコントロールを失う不安や、強迫行為に圧倒されてしまう側面が認められたため、不安や衝動性といった感情（気分）とどのようにつきあうかといった具体的な介入も必要であった。

こうして治療者に支えられ、少しずつ自分の感覚を取り戻していったHさんは、行動の広がりとともに他者から頼られ、「母親的役割」を今一度体験することによって、自己不確実感を抱えながらも力強さを身につけていった。しかし、家庭に戻り、夫との関係に行き詰まると、再び〈不潔〉に振り回される状態に陥った。

ここで改めて治療の焦点が、Hさんの本来の葛藤である生き方の問題に据えられたと言える。すなわち、Hさんの「よりよく生きたい」という本来の欲求を生かすために、何をあきらめ、何に踏み込むのか、これを探索することこそが、治療の課題であると共有されたのである。言い換えれば、夫を自分の思うように動かすことに完全欲を発揮するのではなく、そこは変えられないものとしてあきらめ、自らの人生を充実させ、本来の欲求を生かすために完全欲を発揮するよう、転換を図っていくのである。それは、これまでHさんが避けてきたさまざまな感情とつきあうことも意味する。

夫のみならず自分自身の姿をあるがままに認め、それとどう折り合いをつけていくのか、こうした生き方を問いかける関わりこそが森田療法の基本であり、また患者が症状へのとらわれから脱却する手立てになるものと考える。

［久保田幹子］

症例 4　中年期に発症した不完全恐怖の男性

森田正馬は強迫行為を意志薄弱と分類し、森田療法の適応はほとんど不可能とした。実際われわれの経験でも、強迫行為の激しさゆえに治療に乗せることが困難な症例は少なくない。しかしながら、強迫性障害の多くが強迫行為を伴う現状を考えれば、こうした治療困難例も積極的に治療の対象としていく必要がある。これまでの治療では、強迫行為を禁じ合目的的な行動を促すという、主に行動に焦点を合わせたアプローチがなされてきた。しかし症状に対する葛藤が乏しく、不安を避けるために衝動的に確認行為を行う患者を行動に踏み込ませることは容易ではなく、ともすると治療者との綱引きから治療が膠着しやすい。こうした事態を避けるためには、これまでの行動主体の関わりから、彼らの感情体験へと注目する視点の転換を図る必要があると思われる。そこでここでは、治療の場における感情体験が治療促進的に働いたと考えられる症例を紹介し、強迫行為に対する治療的工夫について述べてみたい。

入院まで

Tさんは、48歳の男性である。主訴は、不完全恐怖とそれに伴う確認行為であり、具体的には忘れ物をしたのではないかと気になり、何回も確認してしまうということであった。

彼は8人兄弟の末子である。高校卒業後アメリカの大学に留学し、卒業後はいくつかの外国通信社の記者を経て数年前から教職に転じ、女子短大英文科の教員となる。37歳のときに結婚、一子をもうけるが、子育てはほとんど妻に任せきりであった。

ジャーナリストとしての活動と並行して執筆活動を行い、これまでに数々の著書（主に英語辞典）を出版しているが、最近出版した辞典が思うような評価を得られなかったことなどを契機に主訴が出現。忘れ物をしたのではないかと不安で教室を立ち去れず、次第に生徒にまで確認を求めるようになる。休職後は不確実感が生活全般に及び、不安を排除しようと妻に確認を求めたり、苦手なことはすべて妻に任せるようになり、日常生活を送ることが困難となった。そのため、入院を希望して当科を受診、入院導入となった。入院中は薬物療法も併用したが、クロミプラミンは本人が以前処方された際に副作用が出たことを理由に服薬を拒否したため、スルピリドとプロマゼパムが投与された。

臥褥期

入院時は、確認のために検査室を立ち去れず看護師が呼ばれるほどであった。臥褥中も確認のため何度となく部屋を出たり入ったりし、時に他の患者を呼び止めては質問をしたり、確認を求めていたため、治療者は他の患者への確認を禁止し、治療者及び看護師への確認のみ容認することにした。

軽作業期

起床後の検査でも、症状が出ることを恐れて検査に行くことの不安を訴えたが、治療者の励ましによって何とか踏み込み、「1回の確認で帰れた」と大喜びで報告した。

作業期前期（起床1～89日目）――治療の場に何とか踏みとどまれるまで

作業期に入り、やるべきことが増えてくるにしたがい症状は増悪し、皿洗い、歯磨き、手洗いなどに長時間を要するようになる。そのため病棟での生活そのものが苦痛となり、しきりに治療者のところにきては確認を求め、泣いて不安を訴えたりしがみつくようになった。また、あまりの確認のひどさに、「こんなことなら家に帰って妻に確認していたほうが楽」と訴えた。

この時期の治療者は、Tさんの依存をまず受けとめるようにし、頻繁な不安の訴えにも耳を傾け、つらさに共感するよう心がけた。そして、治療者に対する確認はある程度容認しつつ、他の患者への巻き込みは禁じ、今のつらさは何とかしたいからこそ感じるものであると、彼の健康な欲求に働きかけていった。また行動面では、作業の一部を免除して負担の軽減を図り、少しずつでも行動に向かうよう促し、励ましていった。

しかし起床15日目、ある女性患者から「作業や当番ができないのならここにいる意味がない」ときつく言われたことにショックを受け、「とてもここにはいられない」と泣きながら退院を希望してきた。そこで治療者は、退院も含めて今後の治療をどうするか、自分自身でよく考えてくるよう外泊を指示した。

外泊の前半は、行動量は少ないものの比較的滞りなく過ぎ、彼自身も治療の効果を実感したようだが、後半になって散歩に出た際、ひどい確認のために立ち往生していたTさんを通行人が不審に思い、パトカーを呼ぶというエピソードがあった。このことにショックを受けたTさんは、「家でやるのはまだ無理」と自らの意志で治療の場に戻り、もう一度治療を受けたいと訴えた。

この時点で治療者は、具体的な生活の枠組みを設定し、苦手な当番はとりあえず免除するものの共同作業には参加すること、確認はスタッフのみとし、確認しながらでも行動してみるよう促した。そして、できたことは積極的に評価し、励ましと共感を伝えていくよう関わった。その結果、部屋の移動など新たなストレス場面に遭遇すると治療者にしがみつくことはあっても、以前ほど不安に圧倒されることは少なくなり、徐々に「しょうがない、やってみるか」と行動に向かう姿勢も見られるようになった。

作業期後期（起床90～172日目）——治療の場での感情体験から内省の芽生えが見られるまで

こうして少しずつ安全感をもてるようになったTさんは、何とか作業に関わろうとし始めるが、苦手な作業は巧みに、時に強引に避けようとするため、次第に他の患者の不満が募り、あからさまに陰口を言われるようになる。このように周囲との軋轢《あつれき》が強まるなか、他の患者たちの言動に腹を立て、「悪口を言っている」と怒鳴りつけ、面接でも「年下にあんなことを言われて悔しい」と、それまで見せなかったような怒りや悔しさを表現した。

このとき治療者は、彼の怒りを自然な感情として受容するとともに、なぜ他の患者と摩擦が生じるのかを問いかけ、自らの態度を振り返るよう促し、その悔しさを行動に生かすよう励ましていった。その結果、翌日には「歯磨きを1時間もやってしまった」と看護師に情けなさを訴え、面接では「歯磨きをしているときに、ふと馬鹿らしいと思った。今までは不安に駆られて動いていたが、何となく正気に戻った感じがした」と、初めて実感をこめて語った。

その後も苦手な作業は巧みに避けようとして、他の患者から不満を言われることはしばしばであったが、これまで「共有だから汚い」とその使用を避けてきた食事の際のトレー（お盆）を「共同生活だから」と自主的に使い始めたり、起床138日目には「確認していると時間がもったいないし、疲れるし、人にも変な目で見られる。今までは自分の殻に閉じこもっていたが、自分から殻を破らないといけないと思った」と語り、自主的に卓球にも参加するようになった。起床151日目には、行動を促した看護師に腹を立て、殴りかかろうとしたが、治療者は馬鹿らしいとわかりつつもやめられない自分へのジレンマと理解し、それを伝えるとともにそこでの態度を問題にしていった。翌日の日記には、「いつかはやめられるようにしてみせる」といつになく前向きな記載をし、起床172日目、回避的傾向は残るものの、確認行為は軽減し、症状に対する馬鹿馬鹿しさも多少実感されるようになり、退院となった。

退院後の経過

退院後はかなり表情も和《やわ》らぎ、入院以前のような退室時の頻繁な確認も軽減したが、忘れることへの不安から寒中でもコートを着ずに外来を訪れたり、あるいはコートを脱がずに面接をして帰るなど、相変わらず不安回避的な傾向が認められた。また、自宅でも苦手なことは妻に任せがちで、隣人の自転車の位置を繰り返し確認する姿勢を、「まるではじめから確認すると決めているように見える」と治療者が指摘すると、Tさんはそれをあっさり認め、いまだ葛藤に乏しいことが窺われた。加えて、発症前からきわめて紋切型の生活スタイルを送っていたことが明らかになり、退院当初は時間をもて余すという理由で再入院を希望するなど、自ら打開しようとする姿勢よりも受け身的な構えが顕著であった。

そこで治療者は、確認行為も含め自分のスタイルを押し通そうとするTさんのあり方を指摘するとともに、本当に彼自身が今の生活に困っており、それを変えたいと思っているのかどうかを繰り返し問いかけていった。これは入院後半の関わりと同様に、患者の現実生活への関与の仕方とそこでの感情体験に注目していく姿勢と言える。

こうした治療者との関わりを通して、Tさんは少しずつ自己を客観視し始め、「自己中心的とは妻にもよく言われていた」、「この禁断症状を頑張らないといけないんですよね」と自らを振り返るとともに、より主体的に不安とつきあおうとする姿勢を見せるようになった。さらに、Tさんの関わり方の変化に伴い、症状に対する馬鹿馬鹿しさや、不安が時間とともに薄れることも徐々に実感されるようになる。数ヶ月後には「確認したいと思わなくなった」とほとんどの確認を自ら止め、「コップに水が溜まり、いっぱいになるとあふれるように、日々の積み重ねからそういう気持ちになった」、「モヤモヤすることはあるが、不完全でもいいと思っているので何とかやり過ごせる」、「確認をしなくなったぶん時間が余って暇で仕方がない。身体も頭も軽い」と生き生きとした表情で語った。それから約3ヶ月後に職場復帰となるが、確認行為は消失し、仕事にも意欲的に取り組んでいることから、本人の希望もあり治療終結となった。

Tさんの病理

Tさんの症状の発展機制を見ると、完全を過剰に求めるあまり不完全にとらわれるといった、とらわれとはからいの悪循環過程が認められる。しかし、その症状は自我親和的で、Tさんは症状のつらさは執拗に訴えながらも、それに対する馬鹿馬鹿しさ、不合理感はさほど実感しておらず、不安を排除するために衝動的に確認行為を繰り返していた。ことに入院前のTさんは、不安に圧倒されて身動きの取れない状態に陥っており、苦手なことは妻に任せ、自ら関わることを回避するなど他者を巻き込んでいた。これは成田善弘の言う「他者巻き込み型」に相当すると考えられる。

Tさんは元来完全欲が強く、几帳面、頑固といった強迫的な性格傾向を有しており、退院後の外来面接でも明らかになったように、入浴や下着の取り替えは1週間に1回、外出用の服の場合はさらにその期間が延び、洋服や靴などは一つのものが駄目になってから次のものを購入するというように、その生活スタイルも含めて強迫的でパターン化したものであった。こうした生活スタイルが結婚後も変わらず持続していたことは、妻の話からも裏づけられた。

このようにかなり自己完結的で頑《かたく》なではあったものの、青年期においてはその強迫性もそれなりに発揮されており、数々の著書を生み出すなど知的創造面にそれが生かされていたと理解できる。

しかしながら、転職の多さなども考え合わせると、社会適応がその経歴や本人の自覚ほどに良好であったかは疑問であり、他者との関わりはきわめて浅薄で、情緒交流に乏しいシゾイド的な傾向が強かったものと想像できる。知性化の方向に強迫性を発揮し、自己愛的ながらも何とか自己を確立してきたTさんであったが、中年期に至ってより他者との距離が近づく職場に入り、安全感が脅かされたとき、思うように他者からの評価が得られないことをきっかけに自己不全感が強まり、破綻をきたしたとも理解できるだろう。

Tさんは不安を回避するために他者（主に妻）を巻き込んでいたが、そのあり方は女性例に多く見られるような「かまわれたい」欲求の現れと言うよりも、不安を回避するために他者をコントロールしようとする支配性の現れと考えられる。彼の中の万能感が損なわれたとき、その未熟なパーソナリティも相俟って、支配的傾向が非常に退行した他者へのしがみつきとして示されたと理解できる。

治療者の関わりのポイントとその意義

冒頭でも述べたとおり、Tさんのように症状が自我親和的で、衝動的に強迫行為を繰り返すタイプを通常の森田的関わりのみで治療に乗せるのは容易ではない。そこで、こうした巻き込みやしがみつきが顕著なケースに対する治療のポイントをまとめてみたい。

まず治療者は一貫して次のような姿勢を取ることが必要である。第一に、患者のその時々の感情体験に注目し、患者が体験している不安や苛立ち、情けなさなどに共感し、それを日記のコメントや面接を通して明確化していくこと。第二に、患者の不安の背後にある健康な欲求に働きかけ、それを発揮できるよう援助することである。こうした治療者の姿勢は、患者の不安を受容し、治療への動機づけを高めるうえで必要不可欠であろう。

こうした段階を経て、ある程度の安全感を得ると、患者はおずおずと行動に向かうようになるが、それとともに、彼らの回避的もしくは自己中心的なパターンが明らかになってくる。これこそが、彼らのとらわれを生んでいる不適応的な態度と理解できるが、Tさんの場合も、不安を賦活させるような場面や対象をことごとく回避し、しかもそれを当然のように押し通す自己中心的な関わり方があらわになっていった。こうした行動の結果、周囲との軋轢が生じ、Tさんは集団や作業との関わりを通して、はじめて怒り、悔しさ、情けなさなどの感情を表出する。これは感情を含め曖昧なものはすべてコントロールしようとしていたTさんにとって、新しい感情体験と言えるだろう。このとき治療者は、「今」まさに治療の場の関わりにおいて実

	患者の反応	治療者の関わり
第一段階（治療初期）	・不安の高まり ・他者へのしがみつき ・強迫行為の増悪	**安全感を提供する環境設定** ①行動の棚上げ 許容するところと制限するところの明確化 ②できたことの評価 ＊一貫した治療スタッフの対応
第二段階（治療中期〜後期）	・自己中心的な行動パターン ・周囲との軋轢 ・集団や作業を通したさまざまな感情体験	**行動を通した感情体験への注目** ①治療の場における感情体験 ②自己の態度への振り返り ③適応的な行動への修正

表３　治療の場における患者の反応と治療者の関わり

感している患者の感情体験に注目し、それを自然な感情と受容し、自己の態度への振り返りを促していくことが重要である。こうしたプロセスを経てはじめて、患者は自らの自己中心的な行動パターンに気づき、適応的な行動への修正が可能になると思われる。これは、自我親和的な症状が多少なりとも自我違和化されていく過程と言い換えることもできるであろう。

退院後も、患者の自己、および他者、そして現実生活への関わり方に焦点を合わせていくことは言うまでもない。患者はその不毛さに漠然と気づきながらも、不全感や不確実感を回避しようとして再び行き詰まる。こうした経験の積み重ねから、ようやく患者はその不全感を自分のものとして受けとめていくことが可能になるのであろう。

以上、症状が自我親和的で、衝動的に強迫行為を繰り返すケースに対する治療上の工夫について述べた。感情抑制的、あるいは感情を味わうことを回避しようとする強迫気質の人に対し、彼らの感情体験に注目し、感情に対する態度を積極的に取り上げていくことは、内省を促すとともに、感情を自らのものとして引き受け、行動に向かう姿勢を促す契機になると思われる。

［久保田幹子］

入院森田療法の治療成績

慈恵医大附属第三病院（以下第三病院）に森田療法室が設立されたのは1972年で、現在で30年以上にわたり神経症性障害を治療してきたが、そのなかで強迫性障害は、入院森田療法の中心的な治療対象であり続けている。しかし約30年という時代の変化のなかで、強迫性障害の対象は変化してきている印象がある。そこで、今回は1977年4月から1977年3月までで、1986年4月から1991年3月まで、そして2000年4月から2005年3月までの各5年間に治療した強迫性障害について、タイプ別割合、改善率を調査した。

右に挙げた年代に注目したのは、強迫性障害に対する薬物療法の歴史を参考にしたためである。強迫性障害に対する薬物療法の歴史を見てみると、１９８０年以前は抗不安薬を補助的に使用することが多かった。１９６８年にクロミプラミン（アナフラニール）が有効であると初めて報告され、とくに１９８０年代になって研究が進んで、強迫性障害に対するクロミプラミン（アナフラニール）の有効性が確立された。これにより、強迫性障害の発症にセロトニン機能障害が深く関与しているという仮説が提唱された。１９９９年には、国内初の選択的セロトニン再取り込み阻害剤（ＳＳＲＩ）であるフルボキサミン（ルボックスまたはデプロメール）が発売され、これは強迫性障害に有効とされていて使用が一般化してきている。２０００年以降、同じＳＳＲＩである塩酸パロキセチン（パキシル）やセルトラリン（ジェイゾロフト）、エスシタロプラム（レクサプロ）も発売された。

このような薬物療法の時代的変遷があるため、参考までに強迫性障害に対する入院森田療法の治療成績だけでなく、改善率と入院時薬物療法の相関についても調査を行った。

調査対象

まず各時期の総数、男女別人数、平均年齢、平均入院日数を示す。１９７２年４月から１９７６年３月までを「70年代」、１９８６年４月から１９９１年３月までを「80年代後半」、２０００年４月から２００５年３月までを「２０００年代」と略記する。「70年代」の総数は47名、男性は26名、女性21名、平均年齢は25・9±10歳、平均入院日数は80・7日であった。「80年代後半」は総数57名、うち男性は36名、女性は21名、平均年齢は27・9±8・6歳、平均入院日数は140・3日であった。「2000年代」の総数は76名、うち男性は49名、女性は27名で、平均年齢は28・7±8・1歳、平均入院日数は106・5日であった。「70年代」、「80年代後半」、「2000年代」と少しずつ入院数が増加していた。男女比はいずれも男性のほうがやや多い。平均年齢はどの年代も20代後半であった。入院期間は「80年代後半」が最も長かったが、現在は100日前後である。

調査方法

「70年代」、「80年代後半」、「2000年代」における強迫性障害のタイプ別割合、改善率、入院時薬物療法併用の割合を調査した。そして改善率と入院時薬物療法併用との相関関係、各年代群の改善率の変化ついて統計的に調査した。

強迫性障害のタイプ分けについては、第三病院で用いてきた症状による強迫性障害の4分類を使用した。まず不完全恐怖を主とし確認強迫行為が中心となる一群を不完全恐怖型、次に不潔恐怖を主とし、しばしば洗浄強迫行為を伴う一群を不潔恐怖型、縁起恐怖を主とし日常生活を儀式化する一群を縁起恐怖型、不完全恐怖や不潔恐怖あるいはその他の強迫症状を併せもち強迫行為を伴う場合が多い一群を多症状型としている。

改善率については、第三病院で使用してきた退院時転帰を使用した。第三病院では、転帰の尺度として、大きく以下のようにしている。

①高度改善＝症状レベルの改善が見られ、それに伴って行動が神経症的行動から建設的な行動へと変化し、さらにそれが症状受容、洞察へと結びついたもの
②軽度改善＝症状、行動レベルとも改善し、行動レベルは建設的方向へと変化したが、症状に対する態度が真の受容にまで至らず、洞察にも曖昧なところがあるもの
③未治＝入院前と症状、行動レベルともまったく変化がないか、あるいはある程度改善をみてもそのレベルが建設的行動に至らないもの
④脱落＝治療を中断したもの

今回は、この高度改善と軽度改善を合わせて改善群、未治と脱落を非改善群とした。

入院時に薬物療法が行われていたか否かは、入院診療録によって調べた。

改善率と入院時薬物療法併用の相関関係、各年代群の改善率の変化について、Stata/SE8.0, Windows XP を用いた多変量解析で統計的に調査した。

調査結果

①各年代のタイプ別割合を図6に示す。不完全恐怖型が次第に減少し、多症状型が増加してきているのがわかる。

②各年代別の強迫性障害全体の改善率を図7に、タイプ別改善率を図8に示した。強迫性障害全体の改善率は、「70年代」、「80年代後半」は60％台であったが、「２０００年代」は70％以上であった。タイプ別では、不完全恐怖型の改善率がどの年代も80％以上と高かった。不潔恐怖型の改善率は、「80年代後半」までは40％台であったのが、「２０００年代」は80％以上と高くなっていた。

③各年代での入院時薬物療法を併用した割合を示す。「70年代」は併用しない場合が47例中45例、つまり95・７％と圧倒的に多かったが、「80年代後半」には併用する割合のほうが57例中33例、57・９％と増え、「２０００年代」は併用する割合が77例中66例、85・７％と80％を超えるようになった。

④各年代のタイプ別薬物療法の併用割合を示す。「70年代」では不潔恐怖型１例、多症状型１例のみ薬物療法を併用していた。「80年代後半」では薬物療法を使用していたのは多症状型が最も多く24例、以下不完全恐怖型６例、縁起恐怖型２例、不潔恐怖型１例であった。「２

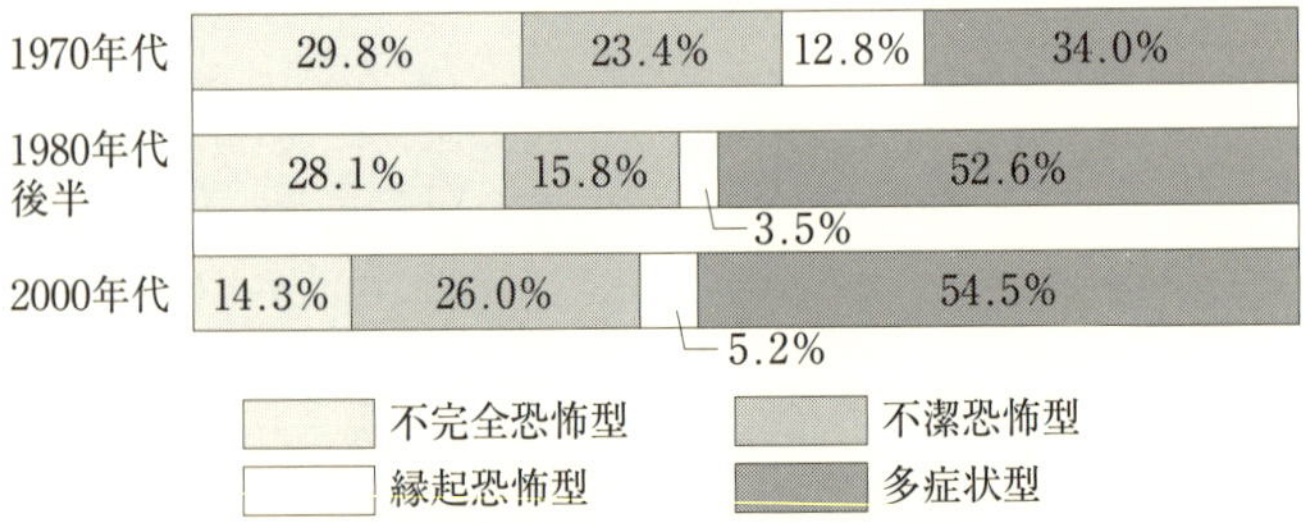

図6　各年代別のタイプ別割合

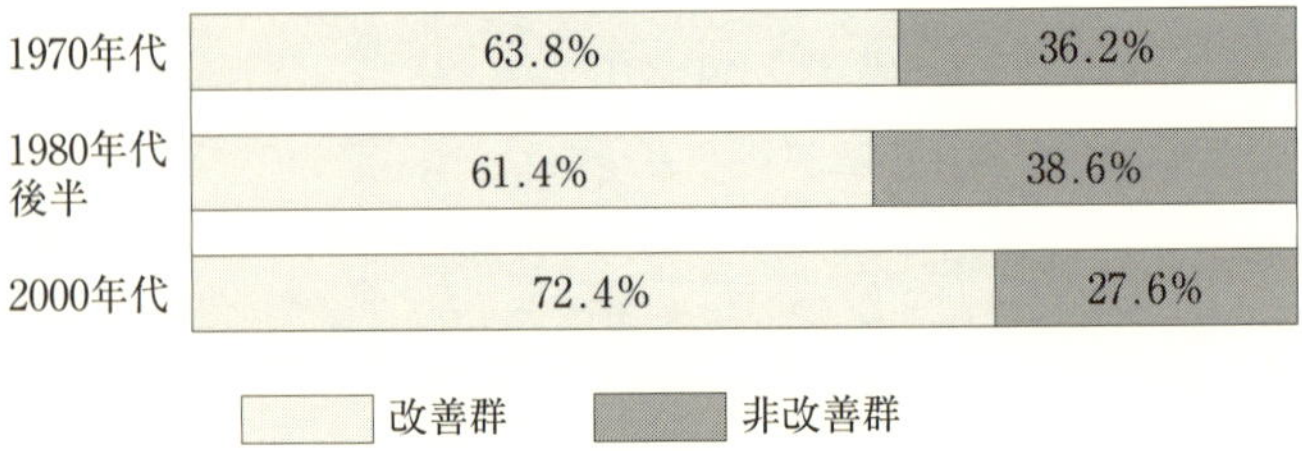

図7　各年代別の改善率

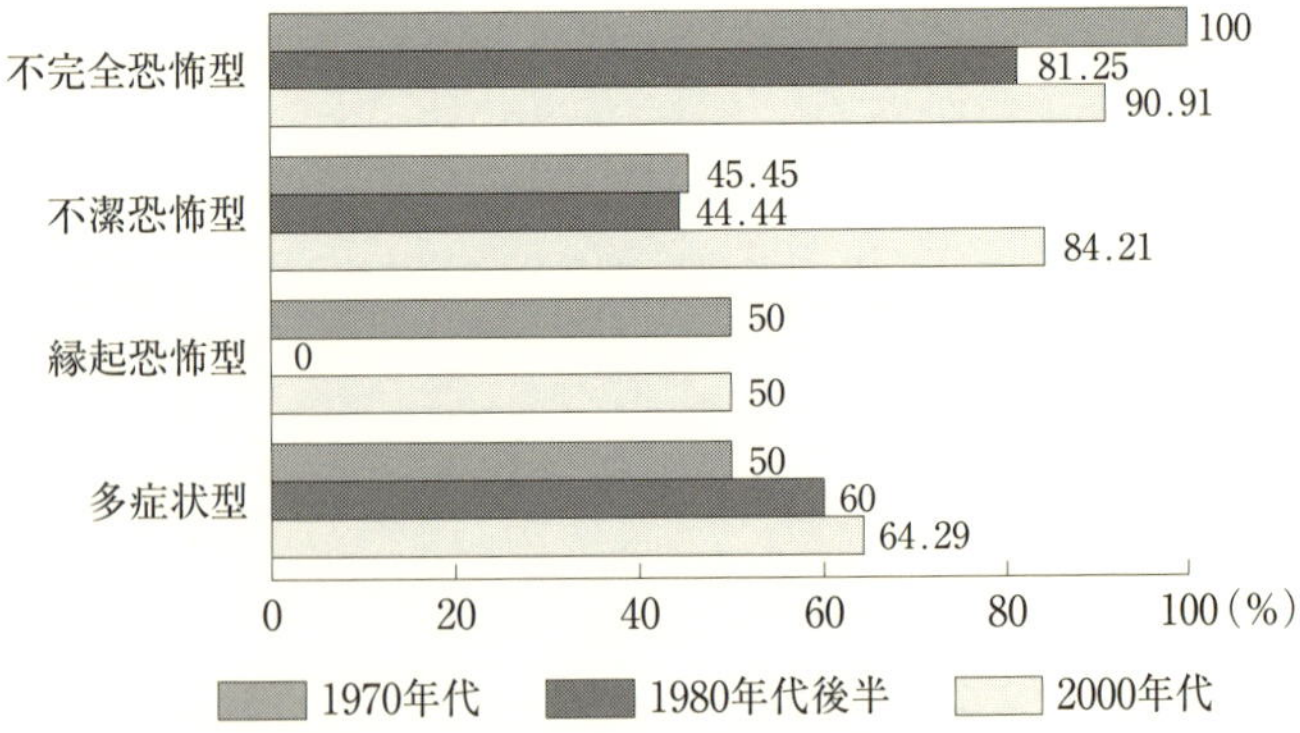

図8　各年代のタイプ別改善群の割合

000年代」では多症状型が37例、不完全恐怖型が18例、不潔恐怖型が8例、縁起恐怖型が3例であった。

⑤各年代の入院時薬物療法併用の内容について

・「70年代」の群では入院時薬物療法を併用していたのはわずかに2例で、1例は抗不安薬を就寝前に使用、もう1例は抗精神病薬を使用していた。

・「80年代後半」の薬物療法併用内容を見てみると、抗不安薬が25例、抗精神病薬11例、スルピリド（ドグマチール）9例の順であった。この時代で強迫性障害に有効とされているクロミプラミン（アナフラニール）は5例と少なかった。

・「2000年代」の薬物療法併用内容を多い順に記すと、抗不安薬が44例、フルボキサミン（ルボックスまたはデプロメール）が29例、クロミプラミン（アナフラニール）14例、塩酸パロキセチン（パキシル）12例、スルピリド（ドグマチール）8例、ミルナシプラン（トレドミン）5例であった。

⑥改善率と入院時薬物療法併用との相関関係、各年代群の改善率の変化ついてStataを用いて多ロジスティック回帰分析で調査した。

その結果、強迫性障害全体、タイプ別それぞれの改善率と入院時薬物療法併用との相関は、統計的に見られなかった。

図7を見ると、全体の改善率が「80年代後半」に比べて「2000年代」に若干上昇しているが、統計学的には有意差がなく、「70年代」、「80年代後半」、「2000年代」での改善率の差はなかったことを意味する。図8のタイプ別改善率を見ると、不潔恐怖の「2000年代」の改善率がそれ以前に比べて著明に上昇していて、これは統計的にも有意に差が認められた（不潔恐怖型のみp＝0・022）。

考察

⑴不潔恐怖型の改善率上昇について

「70年代」、「80年代後半」、「2000年代」を通じ、強迫性障害全体の改善率に統計的に有意な変化は見られなかったが、不潔恐怖型の改善率が有意に上昇していた。そして不潔恐怖型の改善率上昇は、薬物療法を併用したか否かによる影響を受けていなかった。つまり、不潔恐怖型の改善率上昇の理由としては、薬物療法併用以外の要因があることが考えられる。そのなかで最も考えられるのは、入院森田療法における強迫行為に対するアプローチの変化である。かつて森田自身、強迫行為は衝動行為であり、意志薄弱であるとの理由から、森田療法での治療にあまり積極的でなかった。

1997年、久保田幹子らは強迫行為に対し、具体的な対処法を提唱した。そのなかの「一拍置く」とは、強迫性障害の人は、完全を求めるがゆえに気になることをすぐに解決しようとして身動きがとれなくなっているので、その解決に一拍、間を置いて、とりあえず動くことを勧めるものである。また「時間を物差しにする」とは、際限のない洗浄強迫行為を切り上げるために、絶対的な時間を物差しにするようにする。このようなアプローチから患者は自分の行動を客観化し、洗浄強迫行為以外に目を向ける契機になる。「分けること」というのは、現実に目に見える汚れと、「もしも伝染したら」という汚れに対する恐怖とを分けて対処することを、不潔恐怖の患者に対して勧めたものである。

強迫行為の中では特に不潔恐怖の場合、結婚後夫婦葛藤の出現後や、出産後に発症する場合が多い。退院前に入院中の経験と夫婦関係や今までの家族関係とを結びつける介入をするようになったことも不潔恐怖型の改善率向上の理由と考えられる。こうした技法の修正が第三病院でも定着してきたといえる。

(2)改善率と入院時薬物療法併用との相関について

「調査結果」の項で示したように、「70年代」、「80年代後半」、「2000年代」の改善率と薬物療法を併用したか否かとの相関を調べたが、強迫性障害全体、各タイプ別とも薬物療法併用との相関は統計的に有意ではなかった。つまり、各年代の改善率は、入院時薬物療法を併用したか否かに影響されていないことになる。

入院森田療法の改善率では、治療過程で症状を軽減するだけでなく、症状の背後にある「とらわれ」の機制（完全主義的生活スタイル）を集団生活や作業を通して修正していく点をも改善率として評価している。それに対し、薬物療法は直接的な症状軽減の効果に留まっている。このように、入院森田療法での改善の過程は、症状のみならず「とらわれ」の機制を修正することにあるため、入院時薬物療法を併用していたか否かとの相関が見られなかったのではないかと考えられる。

入院時、森田療法以外の精神療法と薬物療法を併用していた例に関する研究としては、Foaらによる報告がある。これは、曝露反応妨害法による行動療法とクロミプラミンを組み合わせた治療を、それぞれ単独で行う治療と比較したものである。その結果、行動療法単独の治療は薬物と組み合わせた場合と効果に差がなく、両者は薬物単独よりも有意に有効であった。今回われわれが行った調査は後ろ向きではあるものの、行動療法と同様、入院森田療法の改善率は薬物療法併用と非併用とで差がないことが示唆された。

今回の結果からは、入院時薬物療法併用と入院森田療法の改善率との相関は認められなかったことになる。そこで、入院時の薬物療法併用について今後見直す必要がある。森田自身は薬物療法について、「神経質に対する薬物療法は、単に他療法の補助もしくは症候療法に過ぎない」と述べつつも、「凡そ薬というものは一方には毒である。病に適応する時、初めて薬となり、適応せざる時は毒となるのである」とも述べている。つまり、森田は神経質に対する薬物療法について最初から否定するのではなく、薬も使用していたことがわかる。

当時の臭素剤などの薬物療法は神経質に対して効果がなかったため、森田療法を完成していく過程でそこに薬物療法を含めることはなかった。しかし今日、強迫性障害の神経生物学的理解が進展するなかでＳＳＲＩが広く使用されるようになってきており、森田自身も現代に生きていれば、積極的にＳＳＲＩなどを使用して森田療法を行っていたであろうと考えられる。ただ、強迫性障害に対してＳＳＲＩが処方されることが多くなっている現代だからこそ、薬物療法の効果と限界を見極め、入院森田療法にＳＳＲＩを併用するか否かを吟味していくことが必要である。なかには、入院前薬物療法により症状が軽減して入院へ導入しやすくなった症例も存在するという印象もある。このような場合には、入院後も薬物療法を継続していく必要があるであろう。しかし、場合によっては入院時の薬物療法が過剰である可能性もある。今後は患者の態様に応じて、薬物療法の役割をよく吟味することが大切であろう。

そんななかで、入院時薬物療法を減らせる可能性が最も高いタイプは不完全恐怖型であろう。不完全恐怖型は「70年代」、「80年代後半」、「２０００年代」と改善率が高く、定型的な森田神経質と言われる群であり、今後共存する人格傾向を吟味し、無投薬で入院森田療法を施行してみることを考慮に入れても良いかもしれない。

今回の調査は「2000年代」といっても2005年3月までのデータであるが、2014年現在も今回の調査と同じような傾向は続いている印象がある。

今後の展望

①今後入院森田療法では、定型的な森田神経質を基盤とした不完全恐怖型よりも、不潔恐怖型や縁起恐怖型のような強迫行為が激しいタイプや、強迫症状以外の症状を併せもつ多症状型に対する治療が主流になっていくであろう。不潔恐怖型の改善率は強迫行為に対するアプローチの変化により上昇してきているので、今後は縁起恐怖型、多症状型の治療にさらなる工夫を重ねていく必要がある。

②不完全恐怖型は最近減少しているが、症状に対する態度の転換と並行して薬物療法の漸減、あるいは中止を目的に入院森田療法を実施することも考慮してよいであろう。

［舘野　歩］

2 外来森田療法——外来での治療のポイント

森田療法家は、症状の内容を問わない代わりに、自己、他者、状況への関わり方を問う。それは症状発現の裏に、患者の生活スタイル（仕事のやり方、対人関係のとり方）の問題があると考えるからである。この生活スタイルの修正こそが、森田療法における治療の最終目標となる。

もちろん、症状についてよく聴き、症状に対する態度を問うことから治療は始まる。症状（不安）への「とらわれ」と、症状（不安）を取り去ろうとする「はからい」ゆえに、本来の心配のしどころから外れ、「余計な心配」の虜《とりこ》となっていく悪循環過程を、患者の生活場面における具体的なエピソードを通して患者に理解できるように指摘できるかどうかが、治療の成否を分けることになる。

この「余計な心配」が明らかになると、「心配のしどころ」もしくは「踏み込むべき課題」を検討する段階へと入っていく。ここで重要になるのが、患者の生活スタイルの把握である。入院森田療法では、患者の生活スタイルは入院治療の「場」に再現されるので、「見ていればわかる」世界である。しかし、外来森田療法では、会社での仕事のやり方、学校での勉強の仕方、家庭での家事育児の仕方や、それぞれの場面での対人関係のとり方は、本人に問わないかぎりわからない。余計な心配である「症状」や、不安回避行動としての「はからい」を不問に付すためには、本来心配するべき「課題」を抽出するために、「問う」ことが重要となるのである。外来森田療法の対象となる、健康度が高く、社会適応の良好な症例ほど、自分の生活スタイルに疑問を抱いておらず、治療者が問わなければ何も語ってくれないことを、肝に銘じておく必要があるだろう。

ここでは、強迫性障害に対する外来森田療法における、その基本的な治療技法について、総論的に述べてみることにする。

◆外来森田療法導入時の技法上のポイント

治療導入にあたって重要なことは、患者をして「この治療を受ければ治るかもしれない」と思わせる、いわば「その気にさせる」ことと、その気になった患者に対して、「この約束ごとだけは守らないと治療になりませんよ」と釘をさすことである。いわば「アメ」と「ムチ」であり、このバランスの良し悪しが、精神療法の成否を分けると言える。

以下に示す外来森田療法導入時の技法上のポイントで、①、②、③が「その気にさせる」技法であり、④、⑤が「釘をさす」技法となる。これは適応の良い例では初診時に、適応の不良な例に対しても第3回面接くらいまでには行っておくことが望ましい。

①病歴のなかで、現実的な不安・緊張が高まって当然な状況があるかどうかについて問い、具体的なエピソードを聞き出すこと。

治療初期に、そこまで無理をすれば、不安・緊張が高まって当然であり、それが症状出現につながっているとわかるような、具体的なエピソードを聞き出すことが重要である。それができれば、症状が不安の原因ではなく不安の結果であること、その不安は現実生活場面における、強迫的な生活スタイルの行き詰まりにあることを、患者が理解することが可能となる。

たとえば、雑念恐怖に悩む医学生から、進級試験を前にして、クラブの先輩や同級生から過去問題を集めまくり、その整理のために、食事や睡眠も削っていたエピソードが聞き出せたとしよう。そうすれば、「良い成績を取りたいのはわかるけど、食べる、眠るを犠牲にしたら、勉強の効率も落ちると思いませんか?」と指摘できることになる。

②そのとき、何かが「不足」していたのではなく、健康な欲求が「過剰」であったという文脈に乗せること。

この「何もそこまで」と言いたくなるエピソードを捉えて、患者の何かが「不足」していたのではなく、むしろ「過剰」であったという文脈に乗せて説明することが重要である。つまり、完全主義者の行き詰まりとして症状発現のメカニズムを捉え直すことによって、自己評価を下げない形で、患者のライフスタイル修正のための動機づけが可能となる。先の雑念恐怖の症例であれば、「資料の集め過ぎ」、「整理に時間のかけ過ぎ」、「食事や睡眠の削り過ぎ」という文脈に乗せることになる。

③本人なりに良かれと思ってやったことが、裏目に出た「しんどさ」に充分共感したうえで、「とらわれ」と「はからい」の機制を説明し、その「悪循環」の打破を治療目標とすること。

良かれと思って努力したことが、空回りして自分を追い込んでいた事実に気づくのは、とてもつらいことである。その「しんどさ」に対して充分共感したうえで、「心配のしどころ」さえわかれば悪循環を打破できることを強調する。

ここでは、「上手くやりたい」という思いが強いからこそ「失敗したらどうしよう」という不安も強くなるのであり、すなわち「生の欲望」と「死の恐怖」がコインの裏と表の関係にあるのだと説明することが重要である。この「あって当たり前の不安」を排除しようとする「はからい」がさらなる「とらわれ」を生む事実について、患者の体験に即して指摘する必要がある。

先の雑念恐怖の症例であれば、「良い点を取りたい」という思いが強かったからこそ、「悪い点を取ったらどうしよう」という不安が強まり、その不安を打ち消さんがために、「やり過ぎ」行動が生じたのではないかと問うことになる。それに同意してくれれば、「集めた資料に優先順位をつけること」、「そのためには同級生や先輩の意見を聞くこと」、「食事は抜かないこと」、「睡眠時間を削らないこと」といった「心配のしどころ」を抽出することができる。

④不安の排除ではなく、不安とつきあいながら目的本位の生活を送れるようになることを、治癒像として明確にすること。

不安（症状）の背後に健康な欲望があることを説明し、不安を排除するのではなく、不安は「あるがまま」に健康な欲望を発揮していけるようになる、それが「治ること」であると治療初期に強調しておくことが、きわめて重要である。

多くの強迫性障害者は、これを初回面接で理解するのは困難であるが、この説明はきちんとしておく必要がある。それを伏線として、折あるごとに、このことを繰り返し指摘していくことになる。

⑤症状があっても日常生活を送り、そこでの行動や感情について、面接・日記を通して治療者に伝えることが治療継続のための条件であるという、基本原則に患者の同意を得ること。

外来森田療法を実施していくための最低限の約束ごとである。健康度の高い症例に対しては、「言わずもがな」の指摘かもしれないが、重症例になるほど重要な「限界設定」となる。

◆外来森田療法の基本的な治療技法

いま述べた治療導入時の技法は、その後の治療のプロセスのなかで随時、随所で用いられる技法と密接に関連している。ある特定の時期によく使われる技法から繰り返し使われる技法まで、その使い方には差があるが、主なものを列挙して解説していこう。

(1)感情を問うこと

もちろん現在では、非定型例に対する入院森田療法においても感情を問うことが重要な技法となっているが、症状不問、感情不問が原則であることに変わりはない。しかし外来森田療法の技法として、もっとも強調されるべき技法がこれだろう。

たとえば、上司に無理な注文をつけられているのにあっさりそれを引き受けていたり、友人に約束をドタキャンされても文句の一つも言えなかったり、別れた亭主の母親から息子の誕生日プレゼントが届いたときにわざわざお礼の電話をかけたりなど、不平、不満、怒り、恨みといったマイナス感情が生じるのが当然の場面で、患者が何の感情も表出しなかったとき、そこを問うのがこの技法である。

たとえば、「部長にいきなりそんな仕事を振られて頭にきませんか？」とか、「ドタキャンされても文句の一つも言えないわけ？」とか、「旦那とは別れたのに姑さんから物もらったって嬉しくないでしょう？」といった具合に、「感情を問う」のである。

これらのマイナス感情への気づきは、「上司の言うことを聞くのがサラリーマンの常識」、「友だちともめるくらいなら自分が我慢するほうがまし」、「別れた亭主の母親と喧嘩しても始まらない」といった、「良かれと思って」やっているけれど、結果的に自分を追い込んでいる、修正すべき生活スタイルを明確化することに直結する。まさに、空回りしている「悪循環過程」への気づきを可能にするのである。

(2)普遍化

この用語はきわめて広い意味で使われるが、基本的にさまざまな感情や行動を自然な現象として捉え直し、患者に伝えることである。

強迫性障害の外来森田療法においては、すでに述べた不平、不満、怒り、恨みといったマイナス感情を問い、それをその状況ではあって当然の感情として捉え直すことが、きわめて重要な治療技法となる。

彼らはこのマイナス感情をもっていることに気づかなかったり、気づいても、それはもってはならない感情と捉えたり、そんな感情をもってしまう自分を責めたりすることが多いからである。

(3)現実生活場面での仕事の内容、その仕方、対人関係のとり方を具体的に問うこと

これは適応の良い症例に対しては治療の初期に、適応の不良な症例に対しては、治療の中盤以降に多く使われる技法である。症状発現の契機になったライフイベントを聞き出し、修正すべき生活スタイルを把握するために、患者の生活場面を具体的に問うのである。

会社員であれば、どんな職場で、どんな仕事を、どんなやり方でやっているのか。どんな上司、同僚、部下がいて、どんなつきあい方をしているのか。学生であれば、何を専攻し、どん

な研究をしているのか、どんな指導教官、先輩、同級生、後輩がいるのか。サークル活動、アルバイト、ダブルスクールなどの状況はどうなのか。主婦であれば、どんな家族構成で、日常の家事育児のやり方はどうなのか。近所づきあい、ママ友づきあい、学校や地域の役員などをどんなふうに引き受け務めているのか。

このへんを具体的に聞いていくと、上司の注文をすべて引き受けて、部下に仕事を振らず、持ち帰り仕事をしている会社員とか、修士論文を書くべき時期に、前年以上にアルバイトを引き受け、大学在学時の所属サークルの合宿にまで参加している大学院生とか、義母の介護をしながら、中学受験生の息子を毎日塾まで送迎しつつ、料理もすべて手作りしている主婦とか、患者の生活スタイルが明らかになる。そうすれば、その修正のポイントも自ずから見えてくるものなのである。

(4)リアルな対象として機能し、生活スタイルを修正するモデルの役割を引き受けること

外来森田療法は、面接室における治療者－患者関係を軸に行われる。したがって治療者に対する転移感情が生じることになるが、森田療法では当然、この感情は不問に付され、その代わりに、患者の現実の生活場面ですでに生じている転移状況を取り上げるのである。

無理な注文をつけてくる上司に対して、どこまで言うことを聞き、どこを自分なりのやり方

で凌ぐのか、約束をドタキャンされた友人に対して、どこまで文句を言い、次回約束するときにはどこに気をつけたら良いのか、息子の誕生日にプレゼントを贈ってきた姑に、どうやって来年は贈るのを諦めさせたら良いのか、といった具体的な対応策を患者と共に検討していくのである。

ここでは、患者の立場に立ったとき、治療者であればどんな態度を取るのかについて具体的な例を挙げることで、患者が生活スタイルを修正するモデルの役を治療者が引き受けることが必要となる。

(5)強迫的なスタイルの修正は困難であると保証すること

これは治療の中盤以降重要になる技法である。生活スタイルの修正すべきポイントがわかったとしても、長年慣れ親しんだ「いつものやり方」を修正するのはきわめて困難な作業である。まさに「わかっちゃいるけどやめられない」状況であり、患者にとっては症状のせいにできていたときよりも、むしろ辛い時期なのである。

したがって、生活スタイルを修正するには時間がかかることと、一八〇度の修正が必要なのではなく、ほんの少し変わる（微調整）だけで十分であると折にふれて指摘することによって、自己評価が低下しないように配慮することが重要な技法となる。

たとえば、持ち帰り仕事をしないことを修正課題としていた会社員が、祭日に自宅で仕事をしている自分に気づいたとしよう。「またやってしまいました」としょげる患者に対し、「以前は何の疑問も感じないで持ち帰り仕事をしていたあなたが、何とか減らそうとしているのです。それだけでものすごく大きな変化だと思いませんか」といった言い回しを、筆者はよく使っている。

⑹生の欲望を発揮していくための具体的な指針を立てること

これは治療のすべての局面で使われる技法である。すなわち、症状がなければどうしたいのか、生活スタイルを修正できれば何をしたいのか、そのために今できることは何なのかを、折にふれて問うのである。

たとえば、半年後に父親の会社の経理担当者が退職するので、税理士になるために、4年制大学の経営学部入学を目指して予備校に入ると言う患者がいたとしよう。

それに対し筆者であれば、まず父親の会社に行き、退職予定の社員に会ってみること、具体的にどんな仕事をしているのかを聞いてみるよう促すだろう。そうすれば、会社で使われている会計ソフトの使い方をマスターすれば、経理の専門的な知識がなくても、とりあえず仕事の穴を開けずにすむことがわかるかもしれない。4年制大学に行くことより、専門学校に行くことより、経理ソフトの会社の講習会に行くほうが早道であるとわかるかもしれないのである。

これは症状があっても、生活スタイルの修正が不十分であっても、今できることがあると強調することを意味する。そして、建設的な、目的本位の行動をすることで不安が軽減する事実を、繰り返し体験させることを目論むのである。

◆外来森田療法における家族への介入について

強迫性障害の治療においては、家族への介入が必要となる場合が少なくない。それは、患者の家族が同じく強迫的なパーソナリティの持ち主であり、家族が「良かれと思って」関わることが、かえって患者の強迫的な生活スタイルを助長していることが多いからである。

強迫的な家族の患者に対する関わり方は、基本的に両極端なパターンになることが多く、確認にとことんつきあうかと思うと、一切の確認を拒絶したりする。ここで森田療法家は、これは親心として無理もないことであると保証したうえで、確認につきあう事柄とつきあわない事柄を分けたり、確認の回数を決めたり、時間を決めたりすることによって、家族の関わり方を修正しようとする。

また、良かれと思って、患者の不安回避行動を助長することも多い。症状ゆえに登校が困難な思春期例の親が、学校のすぐ近くに転居を繰り返したり、ごみの捨てられない主婦の夫が、患者の実家の近くに転居し、実家の母親が家事育児を援助できるようにするのである。

こうした家族の動きは、事後報告されることが多いのも特徴である。したがって、思春期例や「巻き込み型」の女性患者の場合、ときおり治療者からこうした家族の関わりを確認し、患者の強迫的スタイルを助長する態度を取らないように、家族を指導することが重要な技法となる。

何よりも重要なのは、患者の要求に答えるかどうかをすぐに決めようとせず、「ちょっと待つこと」を家族の課題として明確にすることであろう。事の重要性にもよるが、10分待つだけでよいことから、数日待たなければ答えが見えてこないことまであるが、筆者は「ほとんどが一晩たてば見えてくるものです」と言うことが多い。本人に了解を得たうえで、待てないと感じたときは、家族が主治医に連絡して意見を聞くように提案することもある。

＊

筆者は本稿で、強迫性障害の患者に対する外来森田療法の治療技法の特徴について、

①外来森田療法においては、「問うこと」こそが、不問的な治療の前提となること

②強迫性障害の治療においては、患者の感情を問い、マイナス感情を普遍化することがとくに重要な技法となること
③その感情を表出しない理由のなかに、生活スタイルを修正するポイントが見えてくること
④治療者がリアルな対象として機能し、生活スタイルを修正するためのモデルとしての役割を引き受けること
⑤強迫的なスタイルを修正するのは困難であると保証すること

の5点について、とくに強調して述べた。

ここでは、外来森田療法の基本的な治療技法について、できるだけ具体的に解説を加えたつもりである。読者諸兄の日常的な臨床場面に、少しでも役立つヒントになれば、これ以上の喜びはない。

［橋本和幸］

症例 1　強迫的な生き方で行き詰まった青年期女性

森田療法専門外来を診療の場としている筆者は、最近、症例の特徴が変わってきているという印象を受けているが、思春期・青年期の例で症状のフォーカスが漠然としてきていることも、その一つとして挙げることができる。したがって、筆者の狭い臨床の窓を通して典型的な強迫性障害のケースに出会うことも、以前大学附属病院の外来に勤めていたときと比べると、ほとんどなくなっているのが現状である。神経症の圏内にある症例では、症状がはっきりとした表現形をとらなくなってきたことと同時に、その背景に、強迫性障害の治療の中心が薬物療法や認知行動療法に移っていることがあるのかもしれない。

外来で出会う症例は、その主訴が対人不安、抑うつ、適応障害、身体症状などさまざまであっても、そこには性格病理とも症状とも言えるような強迫性と対人過敏性が共通している。他人にどう見られているか、どう受け容れられるかを非常に意識して、他者の評価を得るために完全であろうとする傾向が強いのである。脆弱《ぜいじゃく》な自己愛が傷つくことを恐れ、外界をコントロールすることで安心を得ようとしている。そのようなコントロールは、当然のことながら早晩行き詰まり、外界を恐怖し、無力感に陥る結果となってしまう。

森田療法は、そのような強迫性をゆるめていく治療法である。現代の思春期症例は、不安や無力感を自らのものとして引き受けられずに、傷つきを避けよう、あるいは完全を求めようとしすぎて、逆に行き詰まっているのである。そのような症例に対して、不安をコントロールすることは、不可能を可能にしようとする無益な試みであることに気づかせ、むしろそれをいったん保留にして不安を引き受けることから、本来の自分らしい生き方が可能になるように導いていく。

森田療法が有効なのは、このような強いコントロール欲求をもつ、強迫性がはっきりしたケースだと言えるだろう。しかし、こうした作業がきわめて難しいのは言うまでもない。つまり、自らの不安を引き受けられないから、強迫的とも、自己愛的ともなるのである。そこでは、これまでの森田療法の不問・体験重視の介入方法では治療が困難で、治療者との治療的関係、介入方法の工夫などを必要とする。

思春期・青年期でのつまずきは、その後の人生にとくに大きな影響を与える。森田療法では、そのような行き詰まりを症状に、脳の機能障害に還元せず、乗り越えるべき人生の困難としてとらえ、その人の成長につながるよう支援していく。

ここでは、思春期から強迫性格が目立っていた女性Uさんが、挫折体験をきっかけにそれにとらわれ、すっかり無力感に陥って行き詰まっていたところから、森田療法を通してどのように立ち直っていったかを紹介して、外来森田療法の実際を理解していただくことにしたい。

つらい体験で夢が途絶えた

Uさんは21歳の女性である。中学・高校時代はクラブ活動に、勉強に熱心で、先生にも友人たちにも好かれて、順調に過ごしていた。高校卒業後、大学に進学したが、自分が将来に思い描いていた夢に合わないという理由で半年で退学し、専門学校に移って専門職を目指した。実習が始まると、たびたび注意を受ける教官との関係で行き詰まり、進級を控えた実習で登校できなくなって留年してしまった。

ここでUさんはすっかり自信をなくし、周囲にどう見られているかが大変気になるようになった。実習で、Uさんがよかれと思ってすることが教官にはことごとく問題にされるため、絶えずびくびくして、試験のときには頭が真っ白になって涙が止まらず、不合格となり、ついに退学となった。

その後は、社会的に不安定な存在になった自分が意味のないものに思われ、気分が落ち込んで何もかもマイナス思考になり、時に死にたくなる気持ちに襲われるほどになった。再度受験するために勉強しなくてはと思っても、手につかない。勉強するとつらい感情がよみがえりそう、勉強するなら何時間もとことん勉強しなくてはいけないと思ってしまう。わけもなく涙が出たり、恐怖がよみがえってきたりする。

専門学校でつらい思いをしたのは覚えていても、実際に何があったのか細かいことはよく思い出せない。ただ、ふとした景色や、徹夜勉強をしたあとの明け方の空の色合い、当時聴いていた音楽、特定の料理のにおいなどに触れると、恐怖や不安がよみがえってくる。まるで子供のように暗闇がとても怖い。自分が自分でない感じや、突然物が小さく見えたり、セピア色になって見えたりすることもある。夜になっても寝てはいけないと思って、生活は昼夜逆転、睡眠リズムは乱れていた。

まったく自信を失い、これからどう生活していったらよいかわからず、親の勧めで外来森田療法を受診することになったのである。

過去へのとらわれの理解

中井久夫は、外傷性の記憶の特徴として、鮮明で、視覚などのすべての感覚にわたって現れること、しばしば嫌悪、驚愕、恥辱、金縛り感などの強い情動と連合していることなどを挙げ、森田正馬の言う「精神交互作用」が、記憶映像や情動が増強され鮮明なものになるのを促す可能性を説明している。つまり、気になればなるほどますますとらわれていく悪循環である。

Uさんの専門学校でのつらい体験にも、このような外傷性の記憶の特徴が見られた。そしてつらい記憶と、その記憶がよみがえったときの不快な情動へのとらわれ、それを回避しようとするいわゆる「はからい」によって、現在の生き方が消極的になり、ますます自己の無力感を強くする悪循環に陥っていると考えられた。

治療ではまず、つらい体験をしたことを慰め、そのような反応を示すのは自然なことであると説明した。その上で、不安や恐怖に圧倒されている彼女の無力感に焦点を合わせて自分の感情とつきあっていくこと、それがやがて山形を描いて弱まり変化していくのを経験することを課題とし、そうした感情というもののあり方を面接や日記を通して伝えていった。

強迫的な生き方への気づきと修正

面接の回数が重なるにつれ、Uさんの対人関係の特徴もはっきりしてきた。中学時代からグループでつきあっている友人のなかには、苦手な人もいる。しかし、苦手と思ってしまうことには罪悪感があって、いやだと思っても誘われると断れない。つきあいのなかで相手に対して感じる批判的な気持ちも、自分の中で何とか理由をつけて処理しようとする。カチンとくることを言われても、友人がそう言ったのはきっとこういう背景があって、悪意ではないのだというような理屈を持ち出して、何とか自分を納得させる。それでも、友人からの言葉の端々に自分への批判を感じては落ち込み、自信をなくしてしまう。いやと思っても誘われると出かけていく一方、誘いがしばらくないと、自分には誘う値打ちがないのだと決めつけてしまう。

また、退学後は外出時に、容姿や汗をかいていることでまわりの人に悪口を言われるのではないかと、過度に緊張するようになっていた。家族内では、両親に対し迷惑をかけてすまない気持ちが強く、平静を装う努力をしていた。両親、とくに母親は彼女に対し腫れ物に触るような態度で、気をつかわれればつかわれるほど、かえって親子間の緊張が高まる様子が推察された。さらに、小学校時代にいじめられた経験があり、しばらく親に言わずに耐えていたが、こらえきれずに家で訴えたときに、「逃げてはいけない」と励まされたこともわかってきた。

このような彼女の不自然な人間関係に対し、面接と日記を通して、相手を苦手と思ったり批判を感じたりするのは自然な感情であり、必要以上に罪悪感をもつ必要はないことを伝え、取り繕《つくろ》いすぎずに本音でつきあうよう促していった。嫌なときには断ったり、自分の気持ちを相手に伝えてみたりとしだいに努力し始めた彼女は、久しぶりに行った祖母の家でふと、「自分は何も悪いことをしていない」と感じた。嫌な感情が出てきたとき、考えれば考えるほど悪循環に陥ることに気づき、しかたないと諦めたり、別に考えなくてもいいと放っておくと少し楽になることも、少しずつ経験するようになっていった。

しかし、こうした変化はけっして右肩上がりの一直線ではなく、ときどき過去に引き戻されるような感覚が戻り、無力感で気分が落ち込み、涙が出て不安定になることもあった。それを繰り返しながら、専門学校時代に聴いていたCDを聴いただけでも怖くなるくらいつらかったと思うと、自分がかわいそうになるというような、自分を客観視する目も育ってきた。この頃は、もう自分の夢は破れ、人生に失敗した、人生をリセットしたいと思う気持ちと、もっと楽に、もっと思うままに生きてもいいのだという気持ちを行きつ戻りつしていた。

しばらくすると勉強に手をつけることもできるようになったが、ここで治療者は、とことん勉強するのではなく、時間を決めて途中でも切り上げ、毎日ぼちぼちとでも続けることが重要であると伝えた。彼女は昔から、やるとなったらとことん疲れ果てるまでがんばってしまうところがあったからである。自分自身の疲れや、時間配分には無頓着で、完全にやり遂げてすっきりさせたいという強迫的なやり方である。そうした生き方の不自然さが、今回の挫折の背景にあったことは推察に難《かた》くなかった。そのような理解をもちつつ、彼女の強迫的な生き方の修正を治療のなかで心がけていった。

曖昧さの受容と主体的な行動

治療開始から9ヶ月ほどたった頃、森田療法を続けて感情を放っておくと、自分をコントロールできなくなるのではないかという不安が日記に書かれた。そこで、治療者はもう一度、不安や恐怖といった感情に圧倒される彼女の無力感に焦点を合わせ、感情はコントロールできないが、目の前の行動に手をつけることは自分の力でできるのだと説明した。そして、彼女には主体的に取り組む力があることを何度も伝えて、励ました。また、やるからには最後までやり通さなくてはならない、失敗してはならないといった頑《かたく》なな姿勢ではなく、とりあえずやってみる、うまくいかなければそこから工夫も生まれるといった柔軟な姿勢が大切であることも繰り返し伝えた。

Uさんのように強迫性の強いタイプでは、曖昧なものをそのまま放っておくことに恐怖が募り、不安を高めてしまう例が少なくない。そうした場合、感情を曖昧なまま抱える一方で、主体的に取り組めることを一緒に探して励ましていくことが重要なポイントとなる。

再度受験して進学するかどうかを迷う彼女に、迷うことも大切、社会勉強のつもりでアルバイトをしてみたらと勧めたところ、何度もためらった末、ようやくアルバイトの面接を申し込む電話をかけることができた。結果は不採用だったが、自分の不安に打ち勝って行動に踏み込めたことが大きな達成感をもたらし、これがひとつの転機となった。

その後は、迷いながらもいくつか大学や専門学校のオープンキャンパスに出かけ、率直に質問したりする経験を通じて、自分はもっと好きなように行動してよいのだという感覚をつかんでいった。このようにUさん自身が生き生きと変わってくると、親子の関係も自然な形へと変化していった。友人関係も、誰とでも分け隔てなくつきあうべきといったものから、さまざまな距離感のある関係へと変化を見せた。

以前は詳細を思い出せなかった専門学校当時のことも、ときどき思い出すようになったが、さほど圧倒されるものではなくなってきた。心の中の触ってはいけないとげとげした感じのものから、とげのないものに変わったとのことであった。

「今後は自分でやっていけそう、また何かあったら相談したい」という本人の希望で、Uさんの治療は14ヶ月で終結となった。

＊

思春期・青年期の症例では、生い立ちのなかでいじめなどのつらい経験があり、その影響で本来の自信を失い、自分らしく生きることが難しくなっている例が多い。そのようなつらい経験にあったときに、上手に周囲に頼ることに失敗し、時には親にも言わずに一人で耐えてきたという例が少なくない。そこで、不安や心の傷、襲ってくる恐怖と自分の無力感に圧倒され、さらに頼れるもののない孤立感を強く感じるようになっている。そして、この無力感と孤立感を何とかコントロールしようと努力する、強迫的な生き方を送ってきている。

そのような症例に対しては、過去のつらい思いに耳を傾け、安心感、安全感を供給できるような治療者－患者関係であるように配慮することを基本とし、心の中にさまざまな感情を置いておけるようにする練習を治療の課題としていく。その一方で、主体的な行動を励ましていき、自分の人生は自分で作っていけるという自信の回復を図る。

そうした治療を通して、つらい体験が心の中にそっと置けるものになっていくと同時に、行動や対人関係における強迫的なあり方の修正が進む。つらい過去に圧倒され、無力感に陥っている患者には、「過去を変えることはできないが、今をあなたらしく生きることができるようになれば、過去の見え方もまた違ったものになってくる」と伝えるようにしている。

森田療法では、感情をそのまま抱える力をつけることと、行動を通して体験していくことの二つを治療の基本とする。その基本方針は、ここに紹介したような外傷的な記憶にとらわれているケースにも当てはまる。現在の感情を逃げずにしっかり引き受けること、そのことを通してはじめて無力な自分を乗り越えていくことができる。それと同時に、主体的な行動に踏み込んでいくことを介して、失ってしまった自信や、何とかなるといった生きていくことへの安心感が回復されるのである。

このようにして、現在の感情をしっかり抱えながらも行動していける自分を取り戻していくと、それに伴って過去の記憶も、回避すべき対象から心に置いておけるものへと処理が進む。そのような作業は苦痛を伴うものであるため、治療者には、抱えきれない感情を抱える手伝いをし、タイミングを逸さずに行動に踏み込むことを励ましたり、尻込みしてしまったときの無力感を共にするような、患者の心のひだに沿った対応が求められるのである。

強迫的な生き方で行き詰まっている思春期・青年期のケースは、裏を返せばよりよく生きたい、自立した立派な大人になりたい気持ちが強すぎるのである。そして、完全でなければ自立できない、したがって自分はとても大人にはなっていけないという無力感に陥っているのである。治療では、そのような彼ら自身も気づいていない前向きな意欲（森田療法では「生の欲望」と呼ぶ）に治療者が気づくことが重要である。そのことを通じて、患者自身がよくなっていく可能性を治療者が信じられることが、何より治療的に働くであろう。

現代の思春期・青年期にある人たちは、いわゆる生の欲望が乏しいと言われている。しかしここでのUさんの例を通して、本来はよりよく生きたいという意欲が十分にあるのに、強迫的な生き方をして現実の困難を前に行き詰まり、自信を失って萎縮してしまっている状態と理解することができた。森田療法では不安の裏に生の欲望を読み取り、強迫性をゆるめてその人らしい生き方を援助していく。そのような治療者の支えを得て、患者自身の力で乗り越え成長していけることが、森田療法が教育的治療法である、成長を促す治療法であると言えるところ以でもあるだろう。

［井出　恵］

症例 2 摂食障害の大学生

ボーダーライン水準が最も多いと言われている摂食障害は、現代の痩せ志向という文化・社会的要因のほかに、心理的、生物学的要因が複雑に絡み合い、発症の機序は複雑であると言われている。そして、その治療は困難であることも多いが、筆者は神経症水準の摂食障害の強迫性に注目して、カウンセリングによる森田療法的接近を試みた。なお、以下のNさんについては、プライバシー保護の観点から実際の事例に若干手を加えたことをお断りしておく。

Nさんは大学2年生、20歳の女性である。主訴は過食で、神経性過食症の非排出型と診断された。

サラリーマン家庭の第一子として生まれ、下に弟がいる。家には両親と子供たち、それに父方の祖父母が同居している。母親は祖父母にいじめられることが多く、両親の間ではいさかいが絶えなかった。父親は怒ると子供に暴力をふるい、母親はいつもNさんに愚痴を言っていたが、こうした親に対し、「言いたいことはいっぱいあるが言ったことはなく、どうやって話してよいかも怒り方もわからない。何を言ってもわかってくれないと思う」と語った。

学校時代は頑張り屋で優秀な成績であったが、中学1年のとき友人に「もうちょっと痩せたほうがいいんじゃない？」と言われてから、毎日がつらく、生きていてよいのかと思う日々となった。ダイエットと運動で痩せていくが、高校3年の秋からは食べられなくなった。

大学は6校受けたがX大学しか合格せず、親の薦めで入学したものの、なじめず退学した。やがて母親が作ったものも食べられなくなり、家族のなかで孤立して、このまま死んでもいいと思うようになった。その後、再受験のため予備校に通いだした頃から過食が起きるようになり、入試近くには体重が急激に増えたため大学付属病院に通院したが、中断。通院先を摂食障害で有名な心療内科に変えたけれど、そこも数回で中断している。体重増加を運動で止めようとしたが果たせず、再受験後入学したY大学1年次に必死でジムに通って、やっと体重を減少させた。しかし、2年になると過食が増悪して、通学もままならなくなった。

森田療法導入期——森田療法的接近の適否・心理教育

Nさんは、さしたる感情を表すことなく、こちらからの話しかけにやっと応えるようにして、過食状況、精神症状、身体症状や狭められている生活のありさまを次のように語った。

外出しようとすると過食のことが頭から離れない、頭痛が激しい。学校に行こうとするが、店に寄ってはガツガツと食べ、また違う店に行ってはまた食べる。何を食べたかはほとんど記憶にない。気持ちが悪くて「もう駄目だ」と思うと、やっと止まる。口の中がただれる。過食後はひどく落ち込む。また過食になると思うと怖くて、週に2、3回はどうしても大学にたどりつけない。家にいても1日1回は過食する。友だちと一緒だと食べた気がせず、別れたあとは過食になるので怖くて会えない。今はコントロールがきかない。

筆者はひたすら耳を傾けながらも、「とりあえず過食はしかたがない」と伝えた。その後、「夏休みになってからは具合が悪くても食べ物を詰め込む、髪の毛が抜ける、外にいると歯止めがきかない」と、さらに一層大学に出られなくなる。そして、「過食はしかたがないと思えるようになった。運動に行きたいけれど行かれない。行っても、過食した分を減らさなくてはと思うので余計苦しい。貯金がどんどん減る。食べ物を買えなくなったら怖い」と、一段と焦燥感や不安感を募らせた。また、激しい胃痛や対人恐怖的な心性も訴えるようになった。

そこで、森田療法的接近の適応を検討するとともに、過食や外出恐怖にまつわる悪循環を指摘したところ、すぐさま納得したことなどから、彼女は神経症レベルの過食症であり、その強迫性に注目して森田療法的接近を図ることは十分に可能であると考えた。そして、「どのようになりたいのか」と尋ねると、「卒業して料理教室に通いたい、契約社員になりたい」と述べたため、カウンセリング目標を〈症状の改善と卒業後も社会と接点をもつ〉ことに置いた。

そのほかに、心理教育として身体症状や精神症状を説明し、医療機関の受診を勧めた。そして、「何よりも本人の取り組みが重要」、「時間はかかるが、必ず治る。あせらない」と面接への動機づけを行い、「行動と気持ちを中心に自らを振り返る目的」の日記を提案した。さらに過食への対処として「三食きちんと摂る」、「時間制限をつける」、「一拍置く」ことを具体的に助言した。

森田療法初期——希求への気づき・環境調整・行動への促し

Nさんが「今までで一番ひどい、少し休みたい」と述べたため、医療機関受診を再度勧めたところ、渋ってはいたが服薬を始めた。受容と共感を心がけていくうちに、人の期待に添うようにといい子であり続けてきたNさんがしだいに浮かび上がってくるとともに、初めは日記に、やがては面接室でも、「生きている苦悩」を痛切に表現するようになった。そこで、「過食するのも自分、生きていてよいのだろうかと苦しみ続けているのも自分。これが今の自分なのだから、そうした自分を今はとりあえず引き受けていこう」と伝え、「何とかしたいからの苦悩、どうありたいのだろうか」と苦悩の底にある希求（生の欲望）を共に探していくことにした。

そこで、過食をめぐる悪循環のうち明確な肥満恐怖を取り上げ、「今の時代の女の子だもの、肥満恐怖そのものは自然な感情」、「その恐怖の裏には、こうありたいという希求があるのでは？」と問いかけた。

その頃、家族間のもめごとで家中が殺伐とし、「みんながもめるのはお前のせいだ」と言われたことで過食が増悪し、「苦しい、今度の過食は体じゅうが痛い、腎臓もズキズキする」と、はじめて面接室で涙を見せた。また、電話で何とかつながっていた友人関係も、「携帯の電源も切った。誰にも入ってこられたくない」と、煮詰まった。

医療機関の受診も渋るため、筆者はその継続を支えながら、彼女が面接をキャンセルした日には預かっていた日記を送付した。また、ゼミの教員や母親と面接して、教員には理解を、母親には家庭における母子間の問題、具体的には、母親が抱える愚痴や葛藤をNさんにだけまるごと訴えることで彼女の葛藤が膨らみ、症状の悪化を生んで、それが母親の葛藤をさらに増大させているという悪循環を指摘して、その修正について話し合うなど、環境調整を図った。

そして、父親から受けた外傷体験をようやく言語化し、自分を認めてもらえないつらさを語っていく過程で、契機となった「もうちょっと痩せたほうがいいんじゃない？」という友人の言葉を想起した。そして、

「みじめだった、友だちに認められるには太っていてはいけない」

「人に認められて、生き生きとした自分でいたい」という内面の希求に思い至った。

肥満恐怖も、また恐怖の底にある「認められたい」という希求も、ともに人間として自然であり、心の事実であるため、Nさんには「認められたいからこその肥満恐怖ではないだろうか」と伝え、また、「不安や恐怖を自分の内に抱えていられないから過食してしまうのでは……」と指摘して、「食行動だけでなく、こうした感情をどのように受け止めていくかが大切なのでは……」と、感情に対する態度を問いかけていった。

また、恐怖を打ち消すのに汲々として通学や運動がままならない状態は、Nさんの自責の念をいっそう強化していたので、「不安を抱えたまま、とりあえずできることは何だろう」と問いかけ、「認められて、生き生きしていたい」という願いを建設的な形で発揮するように促した。面接室でも自らを表現し始めていたNさんは、「英語の授業に出たい」と望み、時には挫折しながらも、「何とか駅まで行った」などと行動に踏み込んでいった。

森田療法中期——建設的な行動の広がり・生活の建て直し・強迫的なあり方の修正

春休み後には驚くほど太って来室し、「ジムに行くために外出するのだけれど、体重を減らさなくてはと思うので楽しめない」と、肥満恐怖は変わらないものの、外出恐怖はおさまっていた。この頃、80万円あった貯金が底をついたこともあって、自分では食品を買わないようになった。

望んでいる行動への踏み込みをその後も促し続けていくと、大学では「自分から思い切って友だちに話しかけた」、「帰りに過食するとは思うけれど、遊びに行ってみるとそれも嫌ではない。お昼も友だちと一緒に食べられる」と、建設的な行動や対人関係の広がりが見えてきた。また、親に対して何も言えなかったのが、母親が「胃が痛い」と言ったときに「病院に行ったら」と言うことができ、親友を「今度、旅行に行こう」と誘うなど、他者に対しても自己主張ができるようになった。

そして、「可愛がっていた猫が毒を飲んで死にそうになった。何とか生きていてほしいと切実に思った。自分も生きようと思った」と述べ、「ジムは行けるときに行っている。太るまいと思い続けてきたが、今はどうでもいい。洋服もとりあえずあるものを着る」と、とらわれからもずいぶん解放されてきたことが窺《うかが》われた。過食になってからは絵にも曲作りにも興味がなくなり、「好き」という感情がないと述べていたが、友人に曲をつけてあげ、「卒業したら資格を生かした仕事につきたい、絵も描きたい」と、急速に生き生きとしてきた。

この頃から日記はほとんど書かなくなり、「もう一度規則正しい生活をしたい」と、生活を立て直すことへの意欲も見えた。その後、母親が家出したときには動揺したものの、「気分は気分」、「目的は目的」と支え続けると、調子を大きく崩すことなく、塾講師のバイトも始めた。

夏休み後には、一時よりずっと痩せ、目にもマスカラをしてくるようになった。しかし、症状の改善を見たNさんの就職活動が目前に迫ってくると、親は再び期待し始め、それとの葛藤で症状のゆり戻しが起きた。本人は「無茶苦茶に食べるのではなく、お腹がいっぱいになる程度」と、ある程度過食とつき合うことができたものの、親が期待する資格と自分の取りたい資格とのズレで焦燥感が高まり、再び学校に行けなくなった。「波はあるもの」、「親は親」と支えながらも、100か0かというパターンや完全主義といった強迫的なあり方を指摘し、Nさんが「0」にしてしまうとさかんに「もったいない」という言葉を口にするようにして、そのあり方を修正していった。

森田療法後期——性格の陶冶・自分らしい生き方

Nさんはついに親が望む資格取得はやめると宣言して、自分が望むコンピュータ教室に通いだした。「やりたいことをやりたい、これからは楽しみたい。自分らしく生きていきたい。薬も飲んでいない」と、自分を生きる道を選びだしたのだった。

その後も、「規則正しい生活になったのに、またできなくなった」など、数度のゆり戻しが見られたが、「気分は気分」と再び行動に戻ることができ、「ジムも楽しい、同窓会でみんなから変わったねと言われた」、「落ち込んでもまた戻るとわかっているので、食べたいものを自然に食べている」と述べ、卒論も頑張って仕上げた。そして、「宮沢賢治は『何で生きているんだ』と聞かれたときに、『それを探すために生まれたのだ』と応えて、苦しみながら生きることを探した人。わたしもこれだった」と言うのだった。

本人の希望もあって、間をおいて面接を続けたが、就職活動の現実は厳しく彼女は試験に連戦連敗。それでも過食は再燃せず、また違った角度から再挑戦するなど、「かくあるべし」から離れた柔軟な姿勢が見られた。そして、「大学中退からの日々が自分にもたらしてくれたものを人事の人にも伝えたい」と、ありのままの自分を受け入れているようであり、やがて内定も得て卒業していった。

Nさんの過食

Nさんは幼い頃から他者に対してひたすら自分を抑え、本来の自分を生きることができずにきた。その結果、抑えられた怒りなどの負の感情や、本来の希求は内面にくすぶり続けていたと考えられる。その瞬間、たとえ畜生のように感じられようとも、すべてを忘却の彼方に押しやることのできた過食行動は、こうありたい真の自己との対峙《たいじ》を避け、さまざまな感情を隠蔽《いんぺい》し、（本来の自分を生きることができずに）満たされない自分を何とか満たそうとする手立てであったのかもしれない。肥満恐怖を手がかりとして発見した「人に認められたい、生き生きとしていたい」という希求は、肥満恐怖の裏の希求というだけではなく、そもそも過食の底にあったNさん本来の希求そのものでもあると考えられた。

摂食障害に対する森田療法的接近

森田療法導入期には、森田療法的接近が可能かどうかを慎重に検討した。Nさんは内向的、消極的、過敏、完全主義、負けず嫌いであり、神経質性格であった。「過食行動を何とかしたい」と悩み、「大学を卒業できないのではないか」、「これから先どうなるのだろうか」という適応不安をもち、「また過食をするのではないか」という予期不安のために、外出もままならなくなって立ち往生していた。そして、この過食さえなければ学校に通え、友人とも楽しめるという症状除去の姿勢や、「太りたくない」、「ちゃんと学校に行かないといけない」という要求水準と、現実の「過食して太ってしまう、学校にも行かれない駄目な自分」という自己評価との葛藤という、思想の矛盾が見られた。また、

①現代の、とくに若い女性にとって肥満への不安は自然なものであるのに、その不安を排除しようとするあまり、かえって体重に注意を奪われて、いっそう体重に過敏になっている。

②過食の結果、自責の念、抑うつ、不全感、焦燥に陥り、それがさらに過食行動を強めている。
③1年生では過食による肥満恐怖を運動で代償していたが、「外でも過食をするのではないか」という予期不安のために外出できなくなった結果、運動による代償が破綻して肥満恐怖が増幅し、過食行動に拍車をかけている。
④通学も困難になったため、自責の念、焦燥、抑うつが一段と強まり、それを穴埋めするように過食がさらにエスカレートしている。

などの悪循環にとらわれたあり方が認められた。また、症状の焦点は明らかで、その症状は了解可能であり、Nさんは症状に対して自己完結的であった。こうした点から、彼女は神経症レベルであり、森田療法的接近は可能であると判断したが、境界例水準が多い摂食障害に対しては、森田療法的接近が適応か否かの検討は重要であると考えられた。

森田療法初期には、希求を発見し、身体化しやすかったNさんに対し、自己の感情といかにつきあうかを問いかけていった。また、家族葛藤が表面化し、症状との抗争に力つき、対人関係も行き詰まったときには、教員や母親と面接して環境調整を図り、双方の不安を軽減した。この頃、キャンセル時には迷いながらも日記を自宅に送付したが、日記は間接的な面接とも考えられ、これらの対応は結果的に脱落防止に寄与したと思われる。

摂食障害は自我違和的でありながら限りなく自我親和的であり、カウンセリングからも脱落しやすいので、とくに症状に圧倒されている導入期と初期は、受容と共感に力点を置きながらNさんのありようを尊重したクライエント・カウンセラー関係を構築することが重要と考えられた。

中期・後期は、建設的な行動を広げ、生活の建て直しや強迫的なあり方の修正を図り、ついには自分らしい生き方を発見する過程であった。その過程は何度もゆり戻しに見舞われるものであったが、「時が満ちる」のを待って、あせることなく柔軟に森田療法的関わりをしていくことが肝要だと考えられた。

心理療法には、たとえ分明でなくても必ず転機があると言われるが、Nさんにとっては猫のエピソードが大きな転機であった。Nさんは希求を生かそうと急速に建設的な行動を広げ、性格を陶治《とうや》し、ついに自分らしい生き方を見つけていったが、それはまた、自己治癒的な経過でもあったといえよう。

［畔柳園子］

症例　3　強迫性障害の青年期男性

森田正馬は強迫性障害の外来治療がうまくいかなかったからこそ、自宅を開放しての入院治療を創始した。しかし、現代の森田療法家にとって、元来適応が良い強迫性障害の症例に対する外来森田療法での治療は、けっして困難ではない。ただし、治療の「つかみ」が一見上手くいっているようで、実は難渋するケースも少なくない。今回は、治療の出だしで苦労したケースの、全8回にわたる面接の治療経過を詳細に提示したうえで、強迫性障害に対する外来森田療法の治療技法として、とくに重要なポイントを明らかにしたい。

なお、本稿で取り上げる症例の場合、初回面接は1回45分の診察であり、第2回目からは、1回30分の有料予約優先枠（保険診療の自己負担＋予約料）での治療を週1回で3回行った。その後は、一般外来に2週間に1回で4回通院したので、合計8回、治療期間は13週間（3ヶ月強）であった。

初回面接

Kさんは、初診時30歳の男性。職業は地方都市の県立高校の国語科教師。主訴は「教師失格」との強迫観念と、授業開始時の動悸。

特記すべき既往症はなく、姉2人との3人兄弟第三子。3歳年少の妻と、2歳の長女、生後1ヶ月の長男との4人暮らしである。

発症は地元で高校教員を始めた年（初診日から6年前）の11月、高校まで同級生だった親友が交通事故で急逝。その葬儀の席上、遺族の強い希望で友人代表として弔辞を述べようとしたときに激しい動悸に襲われたのが、最初のエピソードだった。これを契機に、授業を始めようとすると動悸を意識するようになり、「教師失格」という強迫観念が繰り返し浮かぶようになった。しかし、授業が始まってしまえば、動悸は自然と消退するので、勤務に支障はなかったという。

その翌年の10月、Kさんの母校である県立A高校の元校長だった父親が末期癌であることが判明。さらにその翌年1月に父が亡くなり、葬儀を終えたあと主訴が強まり、授業ができなくなる不安から近所の精神科を受診するも、2回の通院で軽快している。

同年12月に親戚の紹介で見合いをし、翌年の6月に結婚。1年後に長女出生。この頃には、動悸も意識しなくなっていた。

初診に訪れた年の3月、妻が第二子出産のため実家に里帰りし、Kさんは一人自宅に残った。

ちょうどその頃、自分の出身校であると同時に父親が校長だったA高校へ4月から転勤の内示があり、その日の晩に動悸がひどくなって、あわてて妻の実家に行ったという。転勤後、妻の実家からA高校に通勤している間は、症状はあるものの、勤務に支障はなかった。しかし同年5月に長男が出生。その2週間後、自宅に戻った翌日の授業開始前に激しい動悸に襲われ、「教師失格」の強迫観念が再発したため、7月に当科受診を決意した。

Kさんの生家は地元の旧家で、代々教師となる人の多い家柄であること、Kさん自身小中学校時代は屈指の優等生だったこと、当時父親が教頭を務めていたA高校入学後成績が下がり、何とか卒業はしたものの、2年浪人の末、東京の教員養成系大学に進学したことが語られた。4年で卒業後、両親の強い希望もあって地元公立高校の採用試験を受け、自分の母校ではない県立B高校に就職した。

ここまでの情報を得た筆者は、A高校に転勤してから自宅に帰るまで、すなわち妻の実家から通勤していた時期がまず怪しい、と感じた。そこでKさんに、「A高校に転勤してから、かなり無理をしませんでしたか?」と問うことにした。それに対してKさんは、

・いきなり担任を持たされたこと。
・長男が生まれて自宅に帰るまでの2週間、夜泣きがひどくて寝不足だったこと。
・さらに自宅に帰る前の週末、歓送迎会で飲まされて二日酔いし、風邪気味のまま、月曜日に

出勤して、動悸がひどくなったこと。

以上3点について語っただけであった。

あとから思うと、症状再発の契機となるライフイベントにはなっていなかったが、初発のエピソードがあまりに印象的だったので、ここではこれ以上問わなかった。

ここで筆者は、
・そもそも地元で県立高校の教員を始めたばかりで、地元の人たちの期待に応えなければいけないと思っていた時期に、親友の葬儀の弔辞を読まされて動悸に襲われたのは、至極当然であったこと（症状は不安の原因ではなく、不安の結果であること）。
・それを不甲斐なしと感じたのは、「教師たるものかくあるべし」という理想と、「当然の戸惑い」を感じている自分とのギャップが大きかったからであること（思想の矛盾）。
・今回の転勤、長男出生を契機に、「仕事を成功させたい」という「期待」と、これに失敗したら大変だという「不安」が両方高まっていたこと（「生の欲望」と「死の恐怖」）。
・「仕事を成功させたい」という気持ちが強すぎて、無理をした結果として体調が悪くなり、動悸と強迫観念が強まったこと（健康な欲望が「過剰」だったという文脈に乗せて、悪循環過程を説明）。
の4点を指摘した。

Kさんは笑顔で「なるほど」と頷《うなず》いてくれたし、ある程度の「つかみ」はできたと感じて、1週間後の予約を入れた。

ちなみに薬物に関しては、動悸が止まらずに授業に支障を来したときのために、不安時頓服としてワイパックス0・5㎎1錠を処方した。

第2回面接

しかし、第2回の面接に訪れたKさんは、むしろ症状が悪化したと報告した。これは何か聞き漏らしたと感じた筆者は、現在の仕事ぶりについて、より具体的に詳しく問うことにした。まず、Kさんを取り巻く国語科教員のプロフィールを尋ね、今現在どんな仕事をしているのかを尋ねた。

その結果、A高校の国語科の教師は専任5名。教科主任で53歳のG先生（男性）は、仕事はできるがやはり3年生の担任を持ち、進路指導担当できわめて多忙。45歳の女性H先生が病休に入っており、Kさんは実質ナンバー2の立場にある。7年目になる28歳の女性I先生はマイペースな人で、2年生の担任を持っているが、それ以外の役割は引き受けていない。2年目の24歳男性M先生は元気は良いが、力量はまだまだの新人、とのことだった。

具体的な仕事内容については、症状再発の契機となったエピソードが、三つ明らかになった。

すなわち、
・初診のときの言い方ではてっきり新1年生の担任だと思っていたのが、病休に入ったH先生の代理で急遽3年生の担任になったこと。
・自分の所属していた剣道部の顧問を引き受けたこと。
・多忙なG先生に頼みこまれ、特別進学クラスの夏期講習教材の作成を引き受けたこと。
このように、治療者が「え～っ！」と声を上げたくなるようなエピソードを本人がさらっと述べたときに重要なのが、「感情を問う」という技法である。「いきなり3年生の担任を頼まれたとき、どう思いましたか？」とか、「わたしだったら、特進クラスの教材作りがぼく一人ですかって、叫んじゃいそうだな」とか、素直な感情を問い、治療者の気持ちを率直に伝えるのである。

こうすることによって、
・上の人からの注文に、嫌な顔一つ見せずに従ってしまう対人関係パターンが明らかになり、裏目に出ていることに、患者自身が気づくことができる。すなわち、ライフスタイルの把握とその修正の糸口がつかめる。
・無理な注文に対してマイナス感情を持つことが、むしろ当然であるという普遍化の技法により、悪循環に歯止めがかかる契機となる。

・治療者自身が新たなモデルとなって、「教師たるものかくあるべし」という強迫的なライフスタイルの修正を促すといった効果があった、と考えられる。

さすがにKさん自身、「いくら何でも引き受けすぎですよね」と述べ、筆者は深く頷いた。Kさんは、「3年の担任はともかく、部活動の顧問は遠慮させてもらいます」と述べ、筆者は「特進クラスの教材作りも一人で引き受けないようにね」と返して、その日のセッションを終えた。

第3回面接

今回はかなり症状が改善したと報告したが、Kさんの表情は今ひとつだった。部活の顧問の件は、剣道部の後輩に頼むことができたが、夏期講習の件は、なかなか主任のG先生に言い出せないと言うのである。

そこでG先生の人となりを聞いてみることにした。すると、A高校へ転勤して早々に、Kさんが急遽担任となったクラスの父母会が開かれ、G先生が今回の担任交代劇の顛末《てんまつ》と、Kさんが当校出身であり、隣町のB高校で充分な実績があることについて、実に上手に説明してくれたことが語られた。その話しぶりから、Kさんにとって G先生は、仕事もできて生徒からの人気もあり、保護者の人望も厚い、言わば理想の教師像であることがわかってきた。その後も、担任を引き受けたクラスの生徒たちの成績、性格、部活動の様子など、事細かに相談に乗ってくれていると語ったKさんに対し、筆者は、「せめて夏期講習のテキスト作りは、自分でやり遂げないと不甲斐ないと感じたのですね」と問いかけた。Kさんは黙って深く頷いた。このとき確かに、強迫者Kさんの感情が動き、体験的な理解が可能となったのである。

第4回面接

この回、Kさんははじめて、晴れやかな表情で来院した。前回のセッションの翌日、恐る恐る後輩のI先生とM先生に、特進クラスの夏期講習の話を持ちかけてみたという。すると、二人ともそのことはわかっていて、新米M先生が体力にものを言わせて、特進クラスの志望校の過去問と、さまざまな予備校の傾向予測の資料を集めまくっていたこと、ふだんはマイペースのI先生も、その資料から重要と思われる問題を選び出し、その解説を作り始めていたことがわかったのである。このことを報告したときのKさんのほっとした表情は、とても印象的であった。

この体験を通して、Kさんの「一人相撲」的ライフスタイルが、少なからず修正されたのは間違いない。

第5回〜第6回面接

第4回までは週に1回30分の有料予約面接であったが、第5回以降は2週に1回の一般外来面接とし、所要時間も5〜10分程度となった。

その後はI先生とM先生の協力の下、特進クラスの夏期講習のテキスト作りは順調に進み、一応の完成をみた。しかし、勢いあまったと言うか、前年のテキストの2倍近いページ数になってしまい、G先生から25%のページ削減の指示を受けたのである。テキスト印刷業者への原稿提出期限まで1週間を切っていたこともあり、Kさんはその週末の土日をつぶして、自宅でテキスト作りに没頭した。

第6回の面接で、「またやってしまいました」としょげるKさんに対し、筆者は、「以前は何の疑問の感じないで持ち帰り仕事をしていたあなたが、何とか減らそうとしているのです。それだけでものすごく大きな変化だと思いませんか」と伝えた。

このように、生活のスタイルを修正するには時間がかかることと、一八〇度の修正が必要なのではなく、ほんの少し変わること（微調整）で十分であることを、折にふれて指摘することによって、自己評価が低下しないように配慮することが、治療後半では重要な技法となる。

第7回面接

夏期講習も終わり一息ついた頃、Kさんは前任の県立B高校勤務時代に参加していた草野球チームから、人数合わせのために、急遽試合に出てくれるよう頼まれた。世話になっている高校時代の先輩からの頼みで、断ることもできずに、翌日の試合に出場したと言う。

第7回の面接でKさんは、このエピソードをまるで罪を犯したかのように、後悔の念をこめて語った。少しでも暇があれば、後輩に頼んだ剣道部の練習につきあうべきだったと考えていたのである。

聞けば、県立B高校勤務時代は、毎週日曜日の草野球に汗を流すことが多かったらしい。そこで筆者は、「日曜日の草野球を楽しめる生活が当たり前で、そんな余裕のない今の生活がおかしいのです。土日に仕事を持ち帰らないということは、その時間を自分のために使うということです。草野球はうってつけじゃないですか」と指摘したところ、Kさんが深く頷いたのが印象的であった。

筆者は、日曜日の草野球、月1回のゴルフ、年4回のオペラ鑑賞など、家族でも職場関係者でもない仲間と交流できる「場」を、家庭と職場以外の「第三の場所」と呼び、その重要性を強調している。これがあるかないかで、人間のストレス耐性が大きく変わるからである。元来適応の良い人は、何らかの「第三の場所」を持っているものである。したがって、治療の終結近くの面接で、この「第三の場所」を取り戻すことができるように配慮することも、一つの技法と考えて良いであろう。

第8回面接

夏休みも終わり、2学期が始まってからも授業前の不安・動悸は影を潜めており、初診時に不安時頓服として処方された薬は、結局1回も使わなかったと報告された。同時に、Kさんからいったん治療を終結したい旨申し出があった。筆者もこれに同意し、「授業前の不安や動悸がまた出現したとしても、それを原因として仕事に支障を来すことを心配するのではなく、それが気づかないうちに無理をしていた結果であることを忘れないでください。体が教えてくれているサインですから」と述べた。Kさんは「よくわかります」と答え、診察は終了した。

＊

本稿で筆者は、強迫性障害に対する外来森田療法の重要なポイントが、以下の五点にあることを述べた。

①症状発現の契機となるライフイベントが過去のことでは、充分な「つかみ」ができないこと（問わず語りのエピソードだけでは不十分）。
②現在進行形の仕事の仕方や対人関係のとり方を具体的に「問うこと」で、はじめて患者のライフスタイルが明らかになること。
③治療者がびっくりするようなエピソードを、患者が何の感情も示さずにさらりと述べたときは、そのときの感情を問うこと（これは他者に対するマイナス感情か、自らに対する不甲斐なさのどちらかである）。
④治療者であればどんな感情を抱くかを伝えることが重要であること。それが伝わったとき、「マイナス感情」や「不甲斐なさ」は感じるのが自然であることを、彼らは実感として理解できる。言い換えれば、ライフスタイルを修正するのを援助するために、治療者が積極的にモデルとしての役割を引き受けること。
⑤生活のスタイルを修正するには時間がかかること、一八〇度の修正ではなく、微調整で十分であることを、折にふれて指摘すること。

［橋本和幸］

症例 4　結婚を契機に発症した強迫性障害の成人女性

強迫性障害の女性例の場合、入院症例の項でも述べたように、結婚や出産を契機に発症、もしくは症状が増悪するケースも少なくない。そこで結婚を契機に発症した成人期の女性症例を紹介する。

Oさんは初診時32歳の主婦である。彼女の症状は、ＡＩＤＳ感染を恐れ、血液や唾液を汚いと感じて長時間手洗いをしてしまうといった洗浄強迫行為、また鍵やガスの元栓がきちんとしまっているかどうか何回も確認してしまうといった確認強迫であった。

Oさんは、3歳年上の兄との2人同胞であり、元来内向的で神経質な子供であったという。小学生のころから成績は良く、親の期待を裏切らない良い子だった。しかし、父親の自営業を母親も手伝っていたため、幼少期はあまり構われずに寂しい思いをしたという。大学卒業後は一般企業に就職し、数年間勤務したが、残業も多く体力的にきつくなり退職した。その後、友人の紹介で知り合った夫と結婚し、現在は夫との2人暮らしで、専業主婦のかたわら、実家の事務を手伝っている。

初診に訪れる4年前、会社を退職する際の送別会でゲイバーに連れて行かれた後、ＡＩＤＳになっていたらと不安になりＡＩＤＳ相談室に電話をしたが、心配ないと言われ不安は消褪した。その2年後に結婚し家事を自分でやるようになってから、他人や自分の唾液、血液などを汚いと感じるようになり、口をつけたものを触ると必ず手洗いをするようになった。清潔へのこだわりが強くなるとともに、ガスの元栓、玄関や窓の鍵がきちんとしまっているかが気になり、何回も確認してしまうことから日常生活が困難となり、自ら精神神経科を受診した。

初回面接および治療導入

おとなしい印象のOさんは、症状に振りまわされる生活に疲れた様子であったが、これまでの経緯をきちんとメモにまとめて持参しており、生真面目さが窺《うかが》われた。

Oさんの不安は、ばい菌が自分につく、あるいは相手につけてしまうこと、それによって相手に迷惑をかけてしまうこと、戸締りの不備によって泥棒に入られることであった。そして、汚れをすぐに洗わないとばい菌がどんどん広がってしまうようで、放置できないと語った。治療者は、「ＡＩＤＳに感染したら恐ろしいと思うのは自然なことですよね」とOさんの不安を誰もが抱く自然な感情として保証し、「感染や迷惑をかけることを不安に思うのは、それだけ健康でありたい、相手を大切にしたいという気持ちがあるからではないでしょうか」と、不安の背後には健康への欲求や相手への配慮があることを伝えていった。

次いで治療者は、不安になると手洗いや確認を何回も繰り返すといったOさんの対処法を焦点に、「そうしたやり方で不安や気になることは解決しましたか」と問いかけた。すなわち、不安を取り除くための方法が、実際どのような結果につながっているのかを確かめたのである。Oさんは「汚れを取ろうとして手洗いを始めるが、きちんと汚れが落ちているのか不安になり、また洗いたくなる。ドアノブや窓の鍵も、何回も確認していると頭もボーッとしてきて、ちゃんと閉めたのかどうか自分の行動が信じられなくなってしまう」と訴えた。つまり、良かれと思ってやっている対処法は、不安の払拭《ふっしょく》に役立っていないことが明らかになったのである。

そこで治療者は、「不安を取り除こうと、何回も手洗いや確認を繰り返しているようですが、不安はなくなるどころか、かえって強まっているということですね」と、Oさんの努力が不安をより強めている（悪循環）ことを明確化した。また、長時間の強迫行為により、肩こりなどの身体的な不調や疲労感が生じていることを取り上げながら、「一生懸命確認しても、結局不安はなくならないし、疲れや肩こりが残るだけでは報われないですよね」とその不毛さを伝えていった。Oさんは、「馬鹿馬鹿しいとはどこかで思っているのですが、万が一と思うと不安でやめられない」と語った。

初回面接では、症状そのものを聴き取るとともに「どうなることを恐れているのだろう」、

「本当はどのような生活・自分を望んでいるのか」といった問いを重ねていく。これは、患者の「こうありたい」という本来の欲求を探る関わりであると同時に、患者がどのような感情を恐れ、それを回避・コントロールしようとしているかを理解する関わりでもある。その上で、患者なりの対処を具体的に問いかけ、不安を排除しようとする構えが「とらわれ」を生み出している事実を浮き彫りにしていくのである。

さらに、不安を避けることが、結果的に患者の望む生活（幸せな結婚生活）を遠ざけている事実を明確化する。もともとは、理想の自分に近づこうとするがために努力していたことが、実はまったく逆の結果をもたらしていた事実を強調することは、まさに患者にこれまでの空回り（悪循環）を実感させるとともに、治療のモチベーションを高めるためにきわめて重要である。その上で、この悪循環を打破するためには、まず不安を即座に排除せず、それとつきあってみること、そして同時に、本来の欲求を活かすべく、できることから手探りをしていくことが目標であると明確にする。Oさんには、できることから必要な家事、やりたいことに手を出してみるよう伝え、日記療法も併用しながら、具体的な体験や取り組み方について話し合うことを提案した。外来治療においては、日々の経験の共有、また患者が自らのあり方を振り返る意味で、日記療法は有効と思われる。

患者にとって、これまで必死に排除しようとしてきた不安とつきあうのはたやすいことではない。とりわけ、強迫行為を繰り返していた強迫性障害の場合、それは困難を伴うものである。それだけに、不安は欲求の裏返しであること、またこれまでの対処が逆に自らを苦しめる方向に作用していたという事実を強調し、しっかり共有することが、治療導入の要と言えるだろう。

治療前期

治療初期は、手洗いや確認をどうしても切り上げられないと症状の辛さを訴えた。このように患者が不安に圧倒されてしまう場合には、治療者が具体的な不安とのつきあい方を呈示することも必要となる。筆者が日常臨床で患者に伝えているポイントは以下の通りである。

①一拍置くこと
②時間を物差しにする
③分けること（想像上の不安と現実の不安、できることとできないことを分け、「もしも〜」の不安（想像上の不安）はとりあえず脇に置く）
④疑いながら進んでみる（曖昧な自分を拠り所にする）

これらは、患者が不安に陥ったときに共通して心がける姿勢であり、次の行動に移るためのきっかけと言える。つまり、万全な状態にしてから動くのでなく、気持ちが悪いままに動いてみることによって感情が後から変化することを体験的に理解してもらうための身のこなし方である。

また、不安とつきあう姿勢を促す際には喩《たと》え話も有用である。具体的には、「急な夕立にあったときにどうするか」などのように、おそらく体験したことがあるであろう日常の出来事に照らし合わせながら、患者にそのときの振る舞いを問いかけていく。急な夕立が不快なのは事実だが、雨を止ますことはできないのであり、そこでできることを探っているはずと伝え、不安も同様であるとつなげていくのである。

このように治療初期では、気になること自体は仕方がないが、そこでどうするかは自分の責任でできることとして、不安とのつきあい方、振る舞い方を具体的に扱っていく。

Oさんも、日々の家事において、「もしも～」の不安はとりあえず先送りし、また手洗いや確認も〝7割主義〟という治療者の言葉を支えに、何とか切り上げようと試み始めた。当初は思うようにできなかったが、「苦しかったので自分のやり方を日記に書いてみた。慎重になることで、かえって身構えていたことに気づいた」と自らを振り返るようになった。治療者は、「苦しい思いをしたからこその気づき」と評価し、「確かに不安なままに行動することは苦しいが、目前の不安を避けてずっと症状に苦しむのと、不安とつきあう先に未来（希望）が見えるのとでは大きな違い」などと伝え、Oさんの取り組みを支えていった。

その後、Oさんは後回しにしていた台所の片づけに手を出し、「はじめは不快感があったが、何日か経つと消えていくのでこんなふうにやればよいのかと思った。目的を考えたら動きやすくなった」と感情が時間とともに流れていく事実を体験するとともに、気分ではなく、目的に目を向けることで動きやすくなることを体験した。こうした経験から得た患者の実感や達成感を、治療者は大いに評価し、次の行動へのモチベーションへとつなげていった。

また、強迫行為に執着し、自分を痛めつけていることに気づかない患者に対し、身体の感覚に焦点を合わせることも重要である。Oさんは「考えすぎて疲れてしまう。肩こりがひどく、夜も眠りが浅い」と訴えた。症状にまつわる不安は、取り除くべきものとして優先されるため、なかなか自我違和化されにくい。それゆえ、身体の負担や痛みを焦点に、その自覚を促すことは、いかに無理な試みをしているかに患者自身が気づく契機にもなるだろう。「もう少し自分を大切にしてあげましょう」という治療者の言葉に対し、Oさんはうなずきながら「いつもとことんやってしまう。身構えて力んでいるのだと思う」と語り、身体のサインを拠り所に強迫行為の簡略化を図り始めた。

治療前期は、強迫行為で身動きが取れない患者に対し、今の対処が苦しみからの脱出につながらないことをさまざまな形で伝え、不安と少しでもつきあう手探りを支えることがポイントとなる。強迫性障害の場合、とくにこの治療前期に時間を要することが多いが、強迫行為からの脱却のためにきわめて重要な段階と言えるだろう。

治療中期

症状や不安と少しずつつきあえるようになり、行動の幅が広がってくると、徐々に患者の生活への関わり方や対人関係の持ち方が見えてくる。実際、患者から日常生活の悩みや葛藤が語られることも少なくない。Oさんの場合、症状とともに、両親との葛藤や夫婦関係の問題が語られるようになった。具体的には、父と兄との仲裁役への不満、幼少期から母親の愚痴を聞かされるばかりで、自分の気持ちを受け止めてもらえなかったことに対する寂しさや葛藤などであった。また自分の趣味にばかり没頭する夫に対しても「結局我慢するばかりで、これまでと同じ繰り返しだった」と語り、「思春期から感じていた親に対する気持ちを整理しなければ、自分は治らないし、救われないと思う」と号泣したのである。

治療者は、Oさんの報われない辛さに共感を示しつつ、その中で何とか生き抜いてきた努力を評価し、これからどのような人生を送りたいのかを問いかけ、周囲だけでなく自分自身を大切にしていこうと励ました。そしてそれは、強迫行為で自分を痛めつけている今のあり方からの脱出にもつながると付け加えた。

また、期待通りの反応が返ってこない両親に落胆し、「わかってもらえない」と訴えるOさんに対し、「わかってもらいたい気持ちはよくわかるが、実際、親や夫を思い通りに変えることはできるだろうか」と問いかけ、「相手に自分の思いを伝え、話し合うことは必要だが、相手がそれでどうするかはわからないことでは……」、「自分の生活を楽しむためにできることは何だろうか」などと投げかけた。ここで伝えたことは、森田が「自然に服従し、境遇に柔順なれ」、「事実唯真」と述べた姿勢につながるものである。すなわち〈できることとできないこと〉を分け、すぐに変えられない事実は認め（不可能な努力はあきらめ）、自分の願望に少しでも近づくためにできることを具体的に探るよう促したのである。

「生き抜いてきたという治療者の言葉に救われた」と語ったOさんは、少しでも自分の身体や欲求を大切にしようと休息を試みるようになった。また、これまで避けていた旅行に出かけ、不安に陥った際にも「流していかないと、せっかくの旅行が楽しめない」と強迫行為を保留にし、結果的に楽しめた経験を得たのである。

この頃の日記に、「気になることがあると、自分の中で黄色い信号が点灯してしまう。なんら気にならない青信号の状態と同じようには振る舞えないが、黄色い信号が点滅しているのは注意して進めということ。赤信号ではないのだから確認はしないと考えたら、そのまま眠ることができた」と記載した。このように自分にふさわしい喩えをOさん自身が見つけたということとは、常に日常体験に照らしながら〈事実を受け止め、そこでの振る舞い方を問う〉治療者の姿勢をOさんが取り入れ始めたことを示すものであり、理屈ではなく自らの実感を頼りに行動しようとする新たな姿勢と言えるだろう。

実家では、相変わらず家族間のもめごとは多かったが、これまでのように動揺せず、冷静に対応することができるようになり、生活全般においても「以前に比べ、過ごしやすくなった」と報告した。

このように生活の幅が広がってくると、症状の背後にある葛藤が浮上してくる。その多くは「〜でなければならない」と高い理想を掲げ、現実とのギャップを受け入れられないために生じる不満やジレンマと言える。Oさんの場合も、期待通りに対応してくれない両親や夫に不満を抱き、不快感や相手そのものを思い通りにコントロールしようとしていた。これはまさに、症状や不安に対する態度と同様であり、患者の強迫的なスタイルと言える。したがって治療の中期後半からは、こうした患者自身の不適応的な関わり方を焦点に、その修正を試みていく。具体的には「何とかしたい」という気持ちを汲み取りながら、すべてを期待通りにすることは難しいという事実を伝え、すぐに変えられない現実を受け止めながら、そこでできることを探るよう促していくのである。こうした〈できることとできないこと〉を問う関わりは一貫して行うものであるが、行動の広がりとともに患者が行き詰まりを感じたときに、その問題に即して具体的に問いかけることがポイントであり、その作業を根気強く繰り返していく。こうして、「万全にしてから……」ではなく、不可能な努力をいったん諦めることによって日々の生活が少しずつ楽になる感覚が培《つちか》われていくのである。

治療後期

治療後期では、患者自身の強迫的なスタイル、すなわち完全を求めすぎるがゆえに不完全な事態に陥るパターンの修正がより中心的なテーマとなる。

Oさんは、なかなか子供ができないなかで将来のことを考え、手伝っている両親の仕事に関連する資格の取得を決心した。しかし、完全に覚えようとするあまり枝葉末節にこだわって、勉強の効率が上がらないといった問題に直面した。治療者が「大事なところとそうでないところを分けるという課題は同じですね」と伝えたところ、Oさんは深くうなずいた。その後、無事に合格を果たしたOさんは、「過去問は、すべて覚えてから解きたいと思ったが、膨大すぎたし、やってみないと逆にどこがわかっていないのかもわからなかった。いろいろ理屈をつけても、解答がこうだと言われるとそれを受け入れるしかない。日常生活も同じだと思った。自分は嫌でも世の中はそれで通っているし、受け入れ難いことでもそれは仕方がない事実として受け入れるしかないと思った」、「試験の前日に、睡眠不足の方が良くないと考え諦めて寝たのも良かった。捨ててみて上手くいったのは初めて。諦めることができるようになってきた」と語ったのである。

こうして徐々に不快な感情をそのまま受け止めるようになったOさんは、夫と二人の将来について話し合い、夫婦揃って不妊治療に通い始めた。また、その後の面接では「以前はどこにいても居場所がなかった。最近はここにいていい、本当に生きているという感じがする」としみじみ語った。

現在は、症状も生活に支障がない状態に軽快し、治療終結に向けて、今後どのように生きていくかといったテーマが話し合われている段階である。

このように治療の後半では、治療者は患者が語る生活や他者への関わり方に注意を払い、そこに共通して認められる態度を扱いながら、どこに完全欲を活かすのかを問いつづけ、患者のより良い生き方の模索を支えていくのである。

＊

強迫性障害は観念的に自己や他者をコントロールしようとする構えが強いだけに、患者自身が行き詰まりを実感したタイミングを外さずに扱うことがポイントであり、また一つ一つの体験が実感へと根付いていくプロセスに根気よくつきあう必要がある。事実をありのまま認め、不可能な努力を諦めることは、単なる諦めではなく、新たな手ごたえや喜びを知る契機となる。強迫性障害の治療では、不毛さと希望といった二つの感覚を常に伝えながら、とらわれざるを得ない患者の欲求を原動力に、エネルギーの方向転換を図っていくのである。

［久保田幹子］

症例 5　人事異動から強迫症状が強まった中年男性

ここでは成人期男性の外来森田療法を紹介する。

精神科のクリニックを訪れる成人期の男性には初発例が比較的少なく、児童期や思春期以来、軽度の強迫症状をもちながら生活をしてきたというような人が多い。そのような男性が受診に至る背景には、職場や家庭の環境変化などによって症状を抱えながらも保ってきた生活スタイルが揺さぶられるような状況が認められやすい。

治療では、強迫的な生活態度の修正を図りながら、環境調整を含めて生活の再建を図ることになる。ただし、強迫性の修正に重心を置きすぎない治療姿勢が望ましい。それよりも、生活スタイルの動揺によって露呈した強い不安や無力感を面接のなかで支え、自信の回復を図ることを優先することのほうが重要となる場合が多い。また、その過程ではうつ状態を合併することもまれではなく、薬物療法を含めた配慮が必要となる。強迫的な姿勢の強固な症例では治療が長期化することも少なくないが、ここでは比較的速やかに職場復帰ができた男性例を紹介する。

公務員のYさん

Yさんは40歳の公務員である。家族は妻と息子と娘である。

子供時代から几帳面《きちょうめん》な性格で、毎日の勉強を欠かさず、その際に自分の部屋や机の上がきちんとかたづいていないと嫌であったという。

高校生の頃から、定期試験・部活動のテニスの試合などがある日に、一過性の強迫観念を抱くことが始まった。「嫌なこと、縁起の悪いことを考えてしまったのではないか、そのせいで失敗してしまうのではないか」などの考えが浮かぶと、頭の中で思い返しては「そんなことはなかったから大丈夫だ」と言いきかせていた。しかし、「癖のようなもの」、「気にしやすい性格」と考え、両親にも相談していなかった。

大学卒業後、現在の役所に入所した。ときおり出勤の際に同じような強迫観念を抱いたが、仕事への支障はなく、むしろ几帳面な仕事ぶりで皆から信頼されていたという。

福祉施設への人事異動を機に

受診の4ヶ月前に役所が管轄する福祉関係の施設へ異動した。所長に次ぐ事務方トップの課長としての赴任である。しかし、まったく不案内な分野であるうえに、経験豊富な部下も異動や産休のためにことごとく抜けてしまっていた。施設の事務に詳しいものが不在ななかで、年間の事務計画を立てる、施設の改修工事のための判断や手続きをする、などの作業を指揮することが求められた。

Yさんは赴任直後から前任者に何度も連絡を取り、夜遅くまで働いた。しかし、施設の専門職と事務方の考え方の間には溝があり、専門職の一方的な要望に振り回されるようなことが頻繁に起こった。その結果、このままでは改修工事が暗礁に乗り上げてしまうのではないかとの焦りが強まっていった。

そのような時期に、通勤電車内で、「取り返しのつかない誤った指示をしてしまったのではないか」との考えが浮かんで激しい恐怖心に襲われ、職場に向かえなくなるということが起きた。以来、いろいろ判断を下すことが困難になっていき、所長の指示でしばらく休養することになった。

Yさんの症状は多彩だった。

「書類に間違ったことを書いてしまったのでないかと気になって何度も読み返します。すでに決済した書類についても間違えがなかったかと考え、思い出せないと不安で仕事が全然進まないのです」といった仕事に関する恐怖のほか、通勤の途中で人にぶつかったのではないかと気になって引き返したくなる、忘れ物をしたのではないかと自宅に電話をかけるなどの確認行為も加わって、次第に通勤や業務への支障が大きくなった。それと同時に、気力が低下したり疲れやすいといったうつ状態や、動悸・めまい・頭痛などの自律神経症状も合併していた。

そんなことからインターネットで調べて、自分の状態が強迫性障害に該当することを知った。薬物に頼るのは抵抗があり、薬を用いない治療を探すなかで森田療法を知った。また、知人から話をよく聴いてくれると薦められたこともあって、当院を受診した。前述した成人期の男性症例の受診パターンに多い形である。

気にならない状態でなければ……

森田療法の初回面接においては、症状の経過をたどりながら患者の不安に対する態度を明確にしていく。

「大変でしたね。これは人事ミスではないの？　できなくても仕方ない、自分はついていないだけだと考えてもよい状況と言えないですか」と、より気楽な見方を提示しながら、Yさんの考え方を確かめていく。

すると、

「苦しい状況でも何とかしなくてはいけない立場だと思う。いい加減にはしたくないし、どこからも苦情が出ないようにしなくてはとの気持ちが強い」

「心配が気にならない状態になってからでないと次の仕事に集中できないと考えてしまう」

「自分の記憶に自信がもてなくなって、確認しても安心しきれなくなってしまう」

などと述べた。

治療者からは、

「不安をなくそうすると不安にばかり気が向いてしまって、ますます不安が増えてしまうことになりますよね」

「今回は完全主義の性格が裏目に出ているといえるのではないかな」

「きちんとしたいという気持ちと自信のない部分は表裏一体な感じがしますね」

と投げかける。

このような理解の共有が治療の出発点となる。とくに大切なのは、「気にならない状態でなくてはいけない」という姿勢にこめられた恐怖と、その裏にある欲求をしっかり受けとめることである。

不安を感じながら働くことを目指しましょう

不安に対する態度をめぐって話し合うことが、治療の方向を示すことに通じていく。すなわち、「Yさんの感じた不安は内容としては誰もが感じるものなので、なくしてしまうことはできない」、「なくそうとしすぎることが逆効果となり、不安を強める結果となっている」、「不安を感じなくなるのが治るということではなく、不安の有無にばかりこだわらず働けるようになることが目標である」などである。

Yさんは、自分の態度の問題点については「確かにそうですね」と大いに頷く。しかし、「変えていくことができるでしょうか？」と言う。「もともとのYさんは自信満々の状態でなくてもできていた」、「不安でいいのだと考えてやっていくとだんだん楽になっていく人が多い」、「しばらく休んで疲れをとってから、負担を軽減した無理のない形で復職すればよい」、「やってみながらここで話し合っていけばよい」などと伝えて、森田療法へと導入した。

同時に、この病気休養を機に職場環境の調整を図り、Yさんに過大な負荷のかかっていた状況を改善する必要があると考えた。恐怖にとらわれる態度をゆるめるためには、「多少不安でもやってみれば何とかできていく」との手応えを得て、自信喪失の状態から回復することが条件になると思われたからである。そのために通院治療と平行して、上司の所長や産業保健師に連絡をとって話し合っていくこととした。

強迫症状ならびに合併するうつ状態に対し、薬物療法を併用することも検討した。しかしYさんの希望もあり、休養と治療導入の効果によって改善可能な範囲であると考えて、薬物は用いないことにした。

とらわれと行き詰まりの悪循環を抜け出すために

神経症（不安障害）の患者は、「不安にとらわれることで行き詰まり、行き詰まることで一層不安にとらわれる」との悪循環状態に陥っていることが多い。森田療法では、不安を受け入れる態度の獲得を通じて、この状況からの脱出を図ることになる。

しかし強迫性障害では、はからい行動の儀式化・習慣化によってこの流れを変えることが困難になっている例も多い。そのため、患者の思考や行動のパターンを多面的に吟味して、脱出の糸口となりそうな部分を探っていくことが重要となる。この作業は他のタイプの神経症とくらべ、症例ごとにオーダーメイドすることになるケースが多い。

考え方が頑固でひとの意見を受け入れにくい例などでは、糸口を探るのは大変である。しかしYさんは、きまじめさとともに一定の素直さや柔軟性も有していた。強迫的な考え方をほぐすために治療者が面接のなかで提示する意外性を含んだ見方をおもしろがって受け止め、話し合うことが可能であった。

自宅静養中のYさんと、今後の働き方と強迫症状とのつきあい方について相談する。「いい加減や無責任を嫌うこれまでの働き方はYさんの長所であるし、実績も残してきたのだから変える必要はまったくない」と伝える。その一方で、当面は少しでも仕事が進むことを優先する、「不安を感じつつでもできる」というのは大きな前進であると考える、そのためにしばらくは目標を思い切って下げ、「納得できるレベルの50％でいい」とすることを提案した。

施設の改修工事計画について、電話とEメールで所長に引き継ぐ。完全を期そうとするYさんに、「不安でいいです。とりあえず工事が動き出せば十分。迷っている部分も含め自分なりの考えを伝えて、あとは思い切って任せればいい。所長さんも施設もつぶれないでしょう。どう？」などと伝える。

Yさんは Eメールを送ったあと、間違いがあったのではないかと気になりながらも、息子とキャッチボールをした。それまで仕事が頭から離れず、息子の相手をすることもほとんどなかったので、初めてのことだという。「不安でいいですと言ってもらって気が楽になった」、「自分の50％は、他のひとの90％くらいだったかもしれません」と述べる。

「うつ」のままで復職しよう

治療者と所長、産業保健師で話し合い、さらにYさんと両者の間でも確認して、復職のための環境調整を進めた。

Yさんの場合は、あまり長く休養しすぎないほうが自信を回復しやすいであろうこと、施設の事務経験者に応援を頼んで、Yさん直属の補佐役とすること、当面の間は所長が専門職との交渉窓口となること、時間短縮勤務から始めること、などである。

2ヶ月弱の休養を経て、復職が決定した。復職が近づくと、強迫観念で出勤できなくなるのではとの恐怖、不眠、抑うつ気分、気力低下、落ち込んだ自分は復職すべきではないとの考えなどが強まった。「やはり抗うつ剤をのむべきでしょうか」というYさんに、「うつのままで、テンションの低いまま働くのではだめなの？」と投げかける。

強迫性障害の患者が「こうでなければ」と強くこだわる一方のときには、その姿勢の背後にある不安や葛藤を感じ取るのが難しくなり、しばしば治療者のなかで無力感や怒りなどの感情が高まる。この逆転移感情に気づけぬままに、「そうではなくこうすべきです」と治療者も強迫的になり、治療者‐患者の間で綱引きの状態となることも少なくない。初心の森田療法家が「不安はあるがままにして、目的本位にやるべきことをしましょう」と一方的に説得しようとするなどの、いわば「森田療法強迫」の姿勢に陥りやすい局面でもある。

Yさんの場合は、「不安ではいけない」、「うつではいけない」との強迫的姿勢（とらわれの態度）の背後に、「自分はだめな人間ではないか」との無力感が見え隠れしていた。成人期男性例では、このような無力感を受けとめたうえで、完全な自分でなくても十分やっていけるとの手応えを回復するように支えることが治療のポイントとなりやすい。

「Yさんは何を怖れているのだろうね」、「Yさんにとって、働くというのは戦いのようなものなの？」などと尋ねて十分に話し合う。

Yさんは、「仕事は完全でなければいけないと思いすぎていたかもしれない」、「ひとがどう思うかということばかり気にしていたみたい」、「本当は自分に自信がないのだと思う」と語る。治療者は、それらが誰にもある自然な感情であることを伝え、薬がなくても十分に働けることを保証する。

Yさんは、こうした面接を機に踏み出していった。

案外大丈夫です

抑うつ気分や気力低下は一過性のもので、まもなく解消した。強迫観念はしばしば浮かぶが、「何とか仕事に入ってしまえば、案外大丈夫です」と語る。復職後に生じたいくつかのこだわりについて次のようなささやかな助言をしたうえで、復職から1ヶ月で治療終結とした。

復帰直後の緊張の高まりを気にしての「わたしは緊張しやすい体質なんでしょうか?」という訴えに、治療者が笑って「緊張したくない体質でしょう」と伝えると、「すごくわかります」と笑う。新たな恐怖を感じると「治療者に話してすっきりしたほうがいいのでは……」と思うが、「すっきりしなくていいんですよね」と自ら述べる。

「またいつでも受診していいですよ」と保証したうえで終了としたが、その後も受診することなく経過した。

［立松一徳］

3 自助グループとのかかわりでどう変化していくか

時代の空気は〈悩み方〉までも変えていく

私は大学在学中に、国家試験の受験を機に雑念恐怖となり、ガス栓や戸締まりの「確認恐怖」に苦しみました。「なぜ、こんな馬鹿げたことにとらわれるのか」と自分を見失いかけていたとき、森田正馬の『神経衰弱と強迫観念の根治法』と出会ったのです。「まさか、わたしが強迫性障害で苦しんでいたとは……」と、苦悩の正体を突きつけられてたじろぐと同時に、「この先生についていけば何とかなりそうだ」という安堵感も入り交じった不思議な感情に満たされながら読了したことを、今でも鮮明に記憶しています。

今でこそ、「強迫性障害（強迫神経症）は脳の器質的機能障害」とする生物学的アプローチが大きな流れになっているようですが、私が神経症を抱えていた頃は、もっぱら心理学的なアプローチが主流でした。たとえば森田療法では、神経質という資質をもつ者が、「かくあるべし」という価値観にもとづいて心の自然な流れを操作し、その結果、心が滞り〈とらわれ〉という状態に陥ったのが「神経症」であるととらえています。

当時の治療法としては森田療法や行動療法など、精神療法が主なもので、薬物療法はまだ、その兆しすら感じられないといった時代だったのです。それが、現在ではさきほど述べたように、「神経症には生物学的な基盤がある」とする考え方に立って、薬物療法が神経症の第一次治療法となり、精神療法はそれを補完するという構造に様変わりしているようです。

こうした変化は、治療法の世界だけにとどまりません。まさに時代の空気は〈悩み方〉にも影響を与えているのです。というのも、以前は神経症で悩む人に、「生活の仕方や考え方を変えることで治していくしかない」として、渋々ながらもその症状を引き受けていこうという、ある種覚悟のようなものが感じられたのです。

ところが、「神経症を薬で治す時代」といわれる昨今では、「どこかに良い薬がないか、治してくれる医者はいないか」と、関心はもっぱら情報収集に集中し、自分の症状に主体的に関わっていこうとする決意が弱くなっているように見受けられるのです。

治さないで症状を超えていく、それが森田療法の目指す道

薬物療法というと、記憶に新しいところでは、強迫性障害の特効薬であるＳＳＲＩの衝撃的な登場がありました。患者の多くは、その服用によって「強迫性障害にサヨナラできる」と錯覚したほどだったのです。あれから10年以上の歳月が流れ、今ではＳＳＲＩの薬効を客観的に検証できる時期に入っているといえましょう。果たして患者の夢はかなえられたのでしょうか。結論から言うと、「当事者が当初期待していたような効果は上がらなかった」というのが正直なところのようです。

もっとも、そのような結論に対しては、「薬を飲むことで、当座の仕事が円滑にできるようになった人が大勢いるではないか」という声が聞こえてきそうですが、われわれ悩む側の人間としては「強迫性障害の根治」をもって〈治る〉ととらえており、たんに「当座の仕事に支障がなくなった」という程度では〈治った〉とは考えられないからです。

それでは、ＳＲＲＩに代わって〈根治〉への橋渡しを保証してくれるものがあるのかといえば、それが森田療法であり、その真髄は「治さないで症状を超えていくこと」なのだといえるでしょう。

自助グループとの出会い

ひとくちに強迫性障害（強迫行為）といっても、そのパターンは驚くほど多様性に富んでいます。一般によく知られているものとしては、かつて私が体験したガスの元栓や戸締まりの確認を繰り返し行う不完全恐怖症や、「きれいになった」と実感できずに何度も手を洗い直す不潔恐怖症などがあり、また、頭に浮かんだ不快・不吉な観念を払いのけようと、スッキリするまで心の整理をする観念強迫も広く見られるものです。

こうした症状で苦しんでいる人々も、それにとらわれるまでは日常がスムーズに回っていたでしょうから、おそらく悩みだした当初は、「どうしてこんな馬鹿げたことにとらわれるのか？」と腑に落ちなかったことでしょう。また、「こんな症状で悩んでいるのは自分だけにちがいない」という思い込みが、悩みを一層深くしていくのです。

私たちが開催している強迫性障害のグループ、生泉会にはじめて参加した人が一様に口にするのは、「同じ症状で苦しんでいる人がこんなに大勢いることを知って安心しました」という言葉です。「悩んでいるのは自分だけではない」というこの〈眼の転換〉が、「他者という鏡」を通して自己を見つめ直す契機となっていくのです。

自助グループでの学び

自助グループに参加することのメリットの一つは、森田理論の学習プログラムを同じ体験をした人たちと一緒に学んでいけることでしょう。仲間の感想や意見を参考にしながら学習できるので、客観的な自己評価ができるようにもなるでしょう。

どのようにして強迫性障害にとらわれるようになったのかという「とらわれのメカニズム」を学習することで、「これまでの生き方のどこに誤りがあったか」を科学的に検証できるようになります。しかも、すでに回復への道を歩んでいる先輩のアドバイスを受けながら学習できるので、独学にありがちなひとりよがりに陥らないようにできるのも利点といえるでしょう。

初心者も立ち直った人たちとの交流を通して、「なるほど、こういうふうに立ち直っていくのか」と回復のプロセスを知ることができれば、意欲も希望も湧いてくるのではないでしょうか。

また、体験者同士それぞれの「強迫体験」に耳を傾け合うことは、〈体験知〉としての具体的な森田理論を伝え合うことになるばかりか、自己の症状を対象化（客観視）することにもなって、悩みの実態を知るきっかけになるのも見逃せません。

さらに、「体験者相互学習」は初心者だけでなく、われわれベテランといわれる者にも有意義である点を見落としてはなりません。精神科医阿部亨先生の、このことを如実に伝えるお話を引用してみましょう。

阿部先生も若いときは対人恐怖症や不完全恐怖症に悩み、高良武久教授の講義を聞いたあたりから軽快したそうですが、本当にそれらの症状を卒業したと実感したのは、のちに精神科医となり、神経質症の人々の治療に取り組んでからだということです。そのときの心境を先生はつぎのように語っておられます。

つまり、それまでは何かもやもやとした、確かによくはなっているんだけれども、神経症の滓が残っていた。それがふっきれたのは、同じような人たちに対して指導をするようになってからですね。つまり人に対して指導をするということは、同時に自分自身を指導し励ますということにもなるわけです。言ってみれば、いろいろ指導をする内容は、私が自分自身に言うのと同じことを言えばいいのですね。そういう意味からいって生活の発見会の方も、発見会の学習実践を通じてだんだん軽快されてきても、そこで終わりにしてしまわないで、やはりその後輩に自分の得てきたことを与えてあげる。そういう姿勢は非常に大事ですね。それによってもちろん後輩のためになるのだけれども、その人自身の成長というものにもプラスになるわけですね。ですから是非発見会の会員の皆さんに実行していただきたいと思います。（「生活の発見」１９９1年5月号）

私も、強迫行為を体験した一人として、後輩に体験知を伝えたり彼らの悩みにアドバイスをすることで、自らの神経症体験を追体験し、〈強迫症〉という特殊な体験を通して、「とらわれのない生活とは何か」をあらためて見直すことができるようになりました。それだけではありません。他者の心の成長にかかわることは、自己の内面を深く耕すきっかけともなり、精神面での充実感を味わえるようになったのです。

自助グループの会員の中には、自分の症状が軽くなった時点で退会していく人が多く見られます。しかし、それぞれが体験した〈個人的な症状〉の背景にまで目が届いていかないと、「再び苦しむ」ことにもなりかねません。そのためにも、他者の苦しみに耳を傾け、個人的な体験を超えた「普遍的な体験理論」の構築へと、共に歩みを進めていきたいものです。

「出会い」を生きる力に

振り返ってみると、私の強迫症の発症は、〈心の居場所〉が見つからず、自己否定したい気持ちに浸っていた日常と深く結びついていたことがわかります。「どうしたら再生の道に踏み出すことができるのか」と途方にくれていたとき、冒頭でも述べた森田正馬先生との出会いがあったのです。まさに、「人生とは出会いである」と言えましょう。

この「出会い」ということでは、私はテレビで見たある一つの話を思い出します。

それは、引きこもりの青年に関するものでした。彼は父親に反発して家に引きこもっているのですが、ある日、意を決して一人の女性に会いに出かけます。彼女もかつては彼と同じ状態だったのですが、現在はその体験を活かして、引きこもりの人々をサポートしているのです。

彼女は、「会いにきてくれてありがとう」と心をこめて彼を出迎えました。彼女の心から出た真実の言葉が彼の心の琴線に触れ、それまで止まっていた青年の命の歯車が回りはじめるのです。

私はこの番組を見たとき、「ここにこそ、自助グループでの出会いの意味が集約されている」と、深い感銘を受けたのを昨日のように思い出します。

確かに「強迫性障害」という高いハードルは、一人ではなかなか超えにくいのが現状です。しかし私たちは、これまでの自助グループ活動の経験から、仲間の支えや励ましがあれば強迫性障害を乗り超えていくことも不可能ではないことを知りました。もっともそのためには、あのテレビ番組が教えているように、グループのメンバー一人ひとりが人間として魅力を高めていくことが必要なのは言うまでもありません。

悩むことの意味を求めて

私は長い間強迫性障害と向き合って過ごしてきましたが、あらためてその「苦悩の時代」に目をやるとそこに見えてきたのは、「こんなつまらない悩みにいったいどんな意味があるのだろうか」と、苦悩の意味を見いだせずに苦しんでいる姿でした。

しかし、同じ体験者である仲間と森田理論を学習し合うことによって、自分がその苦悩を通して人生の生き方を学んできたことに気づかされたのです。もし、私が強迫性障害にならなかったら、「心の自然の働きにゆだねる」という受動的な生き方を味わうチャンスはなかったにちがいありません。

その意味では、あの〈悩み〉があったから現在の小さな幸せを喜ぶ自分がいるというように、「悩みに育てられた」という思いを抱けるかどうかが、その後の生き方を左右していくように感じられるのです。私たちが悩むだけで終わりにせず、悩むことによって得られたものにまで目が届いたとき、そこには「新しい人生観」が待っていることでしょう。

かつては私たちの生活の中に日常的にあった〈死〉が、病院の中でしか見られなくなったように、現在では〈悩む〉ということが、医師や心理職との関係の中でしか語られなくなっているように思われてなりません。いまこそ私たちは、〈悩むこと〉を人生の大切な一部として、日常の生活の場に引き戻すべき時がきているのではないでしょうか。

［明念倫子］

あとがき

『森田療法で読む〜』シリーズとして、これまで「パニック障害」、「うつ病」、「社会不安障害」をお届けしてきた。本書はその第四弾として「強迫性障害」をまとめたものである。

一般的に、強迫性障害の治療は困難を伴うことが多い。それは、彼・彼女らの「やめたくてもやめられない」といった言葉に象徴されるように、不安を打ち消す試みを変えられないことにある。こうした頑なな姿勢の背後には、そうせざるをえない安全感の乏しさが存在する。強迫的な人はその心許なさを埋め合わせるために、〈完全〉を求め、より一層不全感にさいなまれていくのである。それゆえ、このような際限のない苦しみから脱するためには、不安や心許なさをすぐに払拭せず、それとつきあうことが求められる。

強迫性障害の有効な治療手段と言われている認知行動療法では、不安や症状に直接向きあうことを通して、それを自らコントロールできるよう働きかけていく。一方森田療法では、不安や不全感は〈きちんとしていたい〉〈万全でありたい〉という健康な欲求と表裏一体と理解し、不安も欲求もありのままの事実として受けとめるよう援助する。同時に、その中でできることを問い、その探索を促しつつ、エネルギーの方向転換を図っていくのである。

彼・彼女らは、こうしたさまざまな試行錯誤を通して、ありのままの現実や自らの限界を実感し、相反する感情もありのまま受けとめながら、本来の欲求を生かすべく歩み始めていく。まさに、不毛な闘い（こだわり）から、意味のある探索（生き方の探索）への転換である。こうしたプロセスでは、治療者の支えや介入の工夫が必要になる。具体的な関わり方や回復へのプロセスは、入院および外来治療の事例を通しておわかり頂けたことと思う。

思い通りにならない現実を受け止め、これまで避けていたさまざまな感情とつきあうことは当然痛みも伴うものである。しかし、不可能な要求を諦めることは、単なる諦めではなく、地に足をつけ、自分らしく生きるための第一歩になるのである。

強迫性障害に対する森田療法の理解と介入は、現代社会が生み出す強迫的な生き方の解決にも必ずヒントを与えるものになるだろう。

なお、本書に紹介された事例は、本人のプライバシーを保護するために、個人が特定されないよう病歴や生活史などの一部を修正してあることをおことわりしておきたい。

本書は、日常的に強迫の臨床に携わっている筆者らの念願の書であった。それだけに、編者の一人である私の原稿の遅れによって、出版が大幅に遅れてしまったことに深く責任を感じている。この場を借りて心よりお詫び申し上げたい。

二〇一五年一月

久保田幹子

執筆者紹介

北西憲二（きたにし　けんじ）
森田療法研究所・北西クリニック院長
1970年東京慈恵会医科大学医学部卒業後、同大学附属第三病院にて入院森田療法を行う。1996年森田療法研究所・北西クリニック（外来森田療法専門クリニック）を開設。2001年から10年間、日本女子大学人間社会学部教授。
主要著書：『我執の病理』、『回復の人間学』（ともに白揚社）、『森田療法を学ぶ』（金剛出版）など。

久保田幹子（くぼた　みきこ）
法政大学大学院人間社会研究科臨床心理学専攻　教授
上智大学大学院文学研究科心理学専攻、博士後期課程修了。東京慈恵会医科大学附属第三病院にて、入院・外来森田療法を行い、2006年より現職。
役職：日本森田療法学会常任理事、事務局長など。
共著書：『心理療法プリマーズ森田療法』（ミネルヴァ書房）、『強迫の精神病理と治療』、『森田療法を学ぶ』（ともに金剛出版）など。

＊

井出　恵（いで　めぐみ）
東京慈恵会医科大学医学部卒業。同大学附属第三病院勤務を経て、現在森田療法研究所・北西クリニック勤務。
共著書：『心理療法プリマーズ　森田療法』（ミネルヴァ書房）、『森田療法で読む社会不安障害とひきこもり』（白揚社）。

川上正憲（かわかみ　まさのり）
1998年東京慈恵会医科大学医学部卒業。2013年より医療法人慈全会　那須高原病院に勤務。日本精神神経学会精神科専門医・指導医。日本森田療法学会認定医。日本医師会認定産業医。専攻は森田療法、精神病理学。

黒木俊秀（くろき　としひで）
九州大学大学院人間環境学研究院実践臨床心理学専攻　教授
九州大学医学部卒業、医学博士。九州大学大学院医学研究院准教授、国立病院機構肥前精神医療センター臨床研究部長を経て、2013年より現職。
主な編著書：『現代うつ病の臨床』（創元社）、『精神医学の羅針盤　精神科の五大陸をめぐる冒険』（篠原出版新社）など。

畔柳園子（くろやなぎ　そのこ）
上智大学大学院修士課程文学研究科教育学専攻心理学コース修了。大学学生相談室・クリニックを経て、現在中央大学文学部、北青山メンタルヘルス勤務。
共著書：『心理療法の実践』（培風館）

舘野　歩（たての　あゆむ）
東京慈恵会医科大学精神医学講座講師
１９９３年東京慈恵会医科大学医学部卒業後、同大学附属第三病院勤務を経て、２０１４年４月〜東京慈恵会医科大学附属第三病院精神神経科・診療部長。
主要論文：「外来森田療法とAcceptance and Commitment Therapy（ACT）の初回面接の比較検討」（「精神療法」第40巻2号（77―85）金剛出版）など。

立松一徳（たてまつ　かずのり）
立松クリニック院長
札幌医科大学医学部卒業、東京慈恵会医科大学精神医学教室講師を経て、現職。
共著書：『心理療法プリマーズ　森田療法』（ミネルヴァ書房）、『強迫の精神病理と治療』（金剛出版）など。

中尾智博（なかお　ともひろ）
九州大学病院精神科講師
１９９５年九州大学医学部卒業、同年九州大学精神病態医学教室に入局。２００５年九州大学大学院にて医学博士。ロンドン大学への留学を経て、現職。
共著書：『強迫性障害のための身につける行動療法』（岩崎学術出版）など。

中村　敬（なかむら　けい）
東京慈恵会医科大学附属第三病院院長、森田療法センター長、精神医学講座教授
１９８２年東京慈恵会医科大学医学部卒業。
役職：日本森田療法学会理事長、サイコセラピー学会理事など。
主要著書：『不安障害』（星和書店）、『神経症を治す』（保健同人社）など。

橋本和幸（はしもと　かずゆき）
調布はしもとクリニック院長
１９８２年東京慈恵会医科大学医学部卒業、東京慈恵会医科大学精神医学教室講師を経て、現職。
共著書：『心理療法プリマーズ　森田療法』（ミネルヴァ書房）、『森田療法と精神分析的精神療法』（誠信書房）など。

樋之口潤一郎（ひのぐち　じゅんいちろう）
東京慈恵会医科大学精神医学講座講師
１９９４年東京慈恵会医科大学医学部卒業。専門は慢性うつ病に対する森田療法。
主要論文：「慢性うつ病者に対する自覚的病前性格に関する研究」（「日本森田療法学会誌」23, 117-132, 2012）など。

明念倫子（みょうねん　のりこ）
中央大学法学部卒。ＮＰＯ法人「生活の発見会」会員。
著書：『強迫神経症の世界を生きて』（白揚社）
主要論文：「強迫観念に苦しむ人へ伝えたいこと」（生活の発見会30周年記念懸賞論文）、「強迫神経症を体験することで実感できた森田先生からのメッセージ」（第32回日本森田療法学会発表論文）、「当事者にとって見通しをもつということ」（「精神科臨床サービス」第８巻３号　星和書店）など。

森田療法関連団体

公益財団法人　メンタルヘルス岡本記念財団
国民の心の健康と福祉に寄与することを目的に１９８８年７月に設立された「メンタルヘルス岡本記念財団」は、神経症、そして神経症の精神療法をめぐる研究・実践活動を助成し、内外研究者の交流、研究情報の交換を図るとともに、心の健康に関わる相談活動や、講演会などの啓蒙活動を展開しています。また、心の健康に関する図書を集めた「メンタルヘルス図書室」を公開して、悩みをもつ方々に広く情報を提供しています。
〒５３０―００５７　大阪市北区曾根崎２―５―10　梅田パシフィックビル７Ｆ
電　話　０６―６８０９―１２１１
ＦＡＸ　０６―６８０９―１２３３
ＵＲＬ　http://www.mental-health.org

ＮＰＯ法人　生活の発見会
「生活の発見会」は、神経質症で悩む人が、森田療法理論を学習し、同じ悩みをもつ人と助け合いながら実生活のなかで悩みの解決をはかっていく自助グループです。全国１５０ヶ所以上で、会員が自主的に「集談会」という会合を開いています。興味をおもちの方は、左記にお問い合わせください。
〒１３０―０００１　東京都墨田区吾妻橋２―19―４　リバーあみ清ビル２Ｆ
電　話　０３―６６６１―３８００（９時半から５時まで。日・月・祝日定休）
ＵＲＬ　http://www.hakkenkai.jp

ISBN 978-4-8269-7159-1

森田《もりた》療法《りょうほう》で読《よ》む　強迫性障害《きょうはくせいしょうがい》

二〇一五年　三　月　二〇　日　第一版第　一　刷発行

著　者　北西憲二《きたにしけんじ》・久保田幹子《くぼたみきこ》・井出《いで》　恵《めぐみ》・川上正憲《かわかみまさのり》・黒木俊秀《くろきとしひで》
畔柳園子《くろやなぎそのこ》・舘野《たての》　歩《あゆむ》・立松一徳《たてまつかずのり》・中尾智博《なかおともひろ》・中村《なかむら》　敬《けい》
橋本和幸《はしもとかずゆき》・樋之口潤一郎《ひのぐちじゅんいちろう》・明念倫子《みょうねんのりこ》

発行者　中村幸慈

発行所　株式会社　白揚社
東京都千代田区神田駿河台一―七　郵便番号一〇一―〇〇六二
電話(03)五二八一―九七七二　振替〇〇一三〇―一―二五四〇〇

装　幀　岩崎寿文

印刷所　株式会社　工友会印刷所

製本所　中央精版印刷株式会社